줄기세포 연구윤리의 어제와 오늘

박은정 외 지음

세창출판사

국립중앙도서관 출판시도서목록 (CIP)

줄기세포 연구윤리의 어제와 오늘 / 박은정 외 지음. -- 서울 : 세창출판사, 2007
p. ; cm

ISBN 978-89-8411-211-7 93360 : ₩19000

510.19-KDC4
174.2-DDC21 CIP2007002872

머 리 말

2002년 세포응용연구사업단이 출범하면서 우리나라의 줄기세포 연구는 국가적인 차원에서 조직적으로 지원되기 시작하였습니다. 세포응용연구사업단이 출범하면서 사업단에서 지원하는 줄기세포 연구에 대한 윤리적 심사도 같이 시작하게 되었습니다. 「생명윤리 및 안전에 관한 법률」이 제정된 2005년 이전에 이미 줄기세포 연구에 대한 윤리적 심사는 세포응용연구사업단 차원에서 이루어지고 있었던 것입니다. 아마 임상시험이 아닌 기초연구 단계에서 윤리적 심사를 위한 조직과 체계를 갖춘 것은 세포응용연구사업단이 처음이 아닌가 합니다.

초기의 세포응용연구사업단의 윤리위원회는 윤리위원을 위촉하고 운영규정을 마련하고 윤리가이드라인을 제정하는 등 여러 가지 역할을 수행하였습니다. 국내에 참고할 만한 사례가 없었던 상황이어서 모든 것을 새로 만들어야 했고, 그만큼 어려움도 많았습니다. 이렇게 시작한 윤리위원회가 벌써 5년이 되었고, 그 동안 「생명윤리 및 안전에 관한 법률」이 제정되고 세포응용연구사업단의 윤리가이드라인도 개정되었습니다. 이 책은 그 동안의 여러 쟁점을 돌아보고 반성하는 의미에서 준비되었습니다.

그 동안 세포응용연구사업단 윤리위원회의 실무를 맡아서 고생해 준 서울대학교 의과대학의 김옥주 교수님과 한양대학교 의과대학의 김계성 교수님께 감사의 말씀을 드립니다. 그리고 윤리연구팀에서 같이 연구했던 이화여자대학교 의학전문대학원의 권복규 교수님, 서울대학교 자연과학대학의 홍성욱 교수님, 서울대학교 수의과대학의 성제경 교수님, 한양대학교 법과대학의 정규원 교수님, 이화여자대학교 법과대학의 김현철 교수님께도 그 동안의 노고에 대한 감사를 드립니다. 그리고 세포응용연구사업단의 윤리위원회가 제자리를 잡을 수 있도록 배려를 아끼지 않았던 세포응용연구사업단의 문신용 전 단장님과 김동욱 현 단장님께도 감사의 말씀을 드립니다. 이 모든 분들의 노력이 있었기 때문에, 줄기세포 연구에 대한 윤리적 심사체계가 현재의 모습으로 형성될 수 있었습니다.

지금 국제적으로 줄기세포 연구에 대한 새로운 윤리심사체계로 ESCRO 혹은 SCRO 체계가 논의되고 있습니다. 우리나라에서도 이러한 국제적인 흐름에 맞춰 기존의 윤리심사모델 대신에 새로운 ESCRO나 SCRO 체계를 도입해야 할 것인지에 대한 논의가 진행될 것입니다. 아마 줄기세포 연구에 대한 윤리적 심사는 현재 세포응용연구사업단의 윤리위원회보다 더 진화된 모습으로 변화해 갈 것입니다. 저는 이 책이 이러한 변화가 시작되는 시점에서 앞으로 어떤 모습으로 윤리심사체계를 가져가는 것이 바람직할 것인가에 대한 성찰의 자료가 되었으면 합니다. 그리고 지금까지의 성과를 바탕으로 앞으로 우리나라가 줄기세포 연구에 대한 윤리심사모델을 선도할 수 있기를 진심으로 기대합니다.

2007년 5월

지은이들을 대표하여
박 은 정

차 례

줄기세포 연구윤리의 어제와 오늘

[1] 줄기세포 연구의 어제와 오늘

권 복 규*

Ⅰ. 인간줄기세포 연구의 쟁점과 논란

1. 인간줄기세포의 의학적 유용성과 연구개발 약사

인간줄기세포는 그 원재료(source)에 따라 배아줄기세포(잉여배아 또는 체세포복제배아), 태아줄기세포, 제대혈줄기세포, 성체줄기세포(골수 또는 기타 조직) 등으로 나눌 수 있다. 이 중에서 그 역사가 가장 오래된 것은 골수에서 추출한 조혈모세포(hematopoietic stem cell)로 이는 1970년대부터 백혈병 등 질병의 치료에 사용되었다. 국내에서는 1983년 강남성모병원에서 최초로 골수 조혈모세포를 이식하는 데 성공하였다. 자가제대혈을 이용한 조혈모세포 이식은 2001년 미국에서 처음으로 성공하였으며 국내에서는 2005년 울산대병원에서 성공을 거두었다. 이 골수 및 제대혈의 조혈모세포는 '줄기세포'로 분류되기는 하지만 주로 혈액세포를 만드는 데 사용되기 때문에 백혈병, 재생불량성빈혈 등 혈액질환

* 이화여자대학교 의학전문대학원 교수.

외의 다른 질병에는 사용되기 어려운 단점이 있다. 때문에 인체의 모든 조직, 혹은 장기로 분화될 수 있다는 소위 '다분화능 줄기세포'(pluripotent stem cell)가 21세기 재생의학(regenerative medicine)의 핵으로 관심을 끌게 된 것이다. 이러한 다분화능 줄기세포는 배아, 태아 혹은 제대혈에서 추출할 수 있는데, 배아로부터는 1998년 위스콘신 의대팀에서 14개의 인간배반포를 사용하여 최초의 배아줄기세포 세포주(cell line)를 수립하였고, 태아로부터는 같은 해 존스홉킨스 의대에서 낙태된 태아의 생식선 세포에서 줄기세포를 수립하였다. 1999년에는 미네소타 의대에서 성인의 골수에서 추출한 세포가 근육 등의 다른 조직으로 분화될 수 있음을 보여주어 조혈모세포의 활용 외에도 다른 조직으로부터 유래한 성체줄기세포 연구의 가능성을 보여주었다. 우리나라에서는 2000년 마리아병원의 박세필 박사가 잔여배아로부터 줄기세포를 수립하였고, 미즈메디병원과 서울의대, 차병원 등에서도 배아줄기세포를 수립하였으며 2006년 현재 그 숫자는 31개에 달하고 있다.[1)]

배아로부터의 줄기세포 수립은 비록 이 기술이 인공수정 후 남는 잔여배아를 사용한다 해도 배아를 파괴하는 것이기 때문에 많은 윤리적 논란에 휩싸여 있으며, 체세포핵이식기술을 사용한 체세포복제배아 역시 배아파괴 문제와 인간복제 논란으로부터 자유롭지 못했다. 그런 와중에 2004년 2월 황우석 박사는 세계 최초로 체세포핵이식기술(SCNT)을 사용한 인간복제배아로부터 줄기세포를 만들었다고 발표하였으나, 이는 2006년 서울대 조사위

---

1) Guhr A. et al., "Current State of Human Embryonic Stem Cell Research: An Overview of Cell Lines and Their Use in Experimental Work," Stem Cells, Vol. 24 No. 10, October 2006, pp. 2187-2191.

원회의 조사를 통해 체세포복제기술이 아닌 처녀생식을 통한 줄기세포인 것으로 결론이 내려졌다.[2] 즉 아직까지 체세포핵이식기술에 의한 인간복제배아줄기세포는 만들어지지 못했다.

배아줄기세포, 성체줄기세포를 비롯한 인간줄기세포 연구의 유용성은 다음과 같이 정리할 수 있다.[3] 첫째, 환자 치료에 대한 기대이다. 조혈모세포를 이용한 혈액질환 치료에서처럼 줄기세포는 문제가 생긴 조직을 대치하는 소위 재생의학의 도구로 활용될 수 있다. 일각의 기대대로 인간의 모든 조직으로 분화되어 기존의 병든 조직을 대치할 수 있는 줄기세포를 안전하게 만들 수 있다면 간경화, 심근경색, 근이영양증, 파킨슨병 등 상당수의 불치, 난치병을 치료할 수 있게 될 것이다. 물론 이러한 치료에 대한 기대 이면에는 이식된 줄기세포가 안전하게 분화되어 제대로 기능해야 한다는, 달성이 쉽지 않은 과제를 해결해야 한다. 두 번째로 인간줄기세포는 의약품의 약리작용 및 유전자치료의 효과 등을 연구하는 모델로 사용될 수 있으며 그래서 신약개발 일정을 단축시킬 수 있다는 장점이 있다. 세 번째로 발생학과 세포분화에 따르는 여러 기초생물학의 연구를 촉진할 수 있는데, 여기서 얻어진 성과들은 매우 다양한 응용이 가능하다. 마지막으로 난치병이 어떻게 발병이 되는지에 대한 병인학적(etiological) 연구를 통해 이를 치료하거나 예방하는 실마리를 얻을 수 있다는 점이다.

이와 같은 유용성과 기대효과로 인해 숱한 문제점과 반대에도 불구하고 줄기세포를 연구해야 한다는 주장이 온존하고 있으

2) 서울대학교 조사위원회, 황우석 교수 연구의혹관련 조사결과 보고서, 2006.1.10.

3) Adoption of an Opinion on Ethical Aspects of Human Stem Cell Research and Use, The European Group on Ethics in Science and New Technologies to the European Commission, 2000.11.14 : pp.8-9.

며, 아직까지 치료면에서 괄목할 만한 성과는 없지만 여러 나라들이 이를 연구하기 위해 많은 노력을 기울이고 있다.

2. 인간줄기세포 연구에 수반되는 윤리적 문제들

인간줄기세포 연구에 수반되는 윤리적 문제들은 줄기세포 연구에 사용되는 원재료가 무엇인가에 따라 여러 가지로 구분하여 살펴볼 수 있다. 우선 배아줄기세포 연구에서는 불가피하게 인간 배아를 사용한다는 문제를 들 수 있다. 정자와 난자가 만나 수정될 때 인간의 생명이 시작된다는 관점에 따르면 인간 배아는 곧 인간 개체와 마찬가지로 존중되고 보호받아야 할 대상이며 특정 연구를 위해 파괴되어서는 안 된다. 그러므로 대표적으로 이러한 관점을 고수하는 가톨릭교회는 배아줄기세포 연구 자체를 반대하고 있다. 체세포핵이식 복제기술을 사용한 소위 '복제배아줄기세포' 역시 이러한 근원적인 문제제기를 피해갈 수 없는데다가 연구 혹은 실용 목적으로 인간 생명을 인위적으로 창출하며 생식목적의 인간 복제를 부추길 수 있다는 문제가 함께 제기되므로 윤리적인 문제는 더욱 복잡해진다. 인간배아의 존재를 어떻게 규정할 것인가에는 근원적으로 해결 혹은 합의가 불가능한 관점의 차이가 상존하고 있으며, 이러한 차이는 상당부분 문화적이고 종교적인 배경을 바탕으로 하고 있기 때문에 다원화된 민주주의 사회에서 어느 일방의 주장에 의해서 결정될 수 있는 사안이 아니다.

이러한 본질적인 문제 외에도 배아줄기세포 연구에 사용될 배아를 획득하는 과정에서 '충분한 정보에 근거한 동의'의 문제, 누가 그러한 동의를 할 수 있는 권리를 가지고 있는가 하는 문제, 배아에 대한 유전검사 등에 있어서 개인 의료비밀의 보호 문제, 이러한 전체 연구과정을 어떻게 감시하고 통제할 수 있는가 하는 문제 등 다양한 논란들이 존재하고 있다. 이들은 사회의 합의에 의하여 합법적이고 정당한 절차와 과정, 예컨대 기관생명윤리심의위원회와 같은 기구의 심의 등을 통해 해결되어야 한다.

태아줄기세포, 제대혈줄기세포 혹은 성체줄기세포 연구 역시 생명윤리 문제들로부터 자유롭지는 못하다. 태아줄기세포 연구는 낙태된 태아에서 추출한 조직을 연구 대상으로 하기 때문에 낙태의 정당성, 태아조직 사용에 대한 적법한 동의, 연구목적이 낙태를 결정하는 데 영향을 주지 않는가 하는 등의 문제가 생겨난다. 현행 형법 및 모자보건법에 의하면 연구목적을 위해 태아를 낙태하는 것은 불법이다. 그리고 적법하게 낙태된 태아라 해도 이를 연구목적으로 사용하려면 최소한 산모의 동의가 있어야 한다. 제대혈줄기세포와 성체줄기세포 역시 연구재료를 획득하는 데 있어서 조직 혹은 세포 제공자의 '충분한 정보에 근거한 동의'가 필수적이며, 이들에 대한 의료상의 비밀보장을 어떻게 할 것인가 그리고 조직과 세포를 얻는 과정에서 제공자들이 받게 될 심신의 위해는 무엇인가 등이 고려되어야 한다.

또한 이런 모든 종류의 줄기세포 연구에 있어서 인체 조직이 상업적인 목적으로 판매 혹은 거래될 수 있는 위험이 존재하므로 이를 예방하기 위한 적절한 조치가 필요하다. 그리고 줄기세포를 가지고 임상시험을 할 때에는 인간대상 임상시험에 필요한 모든 적절한 보호장치가 강구되어야 하며 피험자의 선정, 동의, 임상시험의 이득과 위해 등이 진지하게 논의되어야 한다. 살아있는 세포를 가지고 하는 임상시험은 세포의 불안정성, 감염의 전파 가능성 등 많은 문제를 안고 있으므로 적법하고 적절한 절차에 따라 철저한 관리와 감독하에 수행되어야 한다. 마지막으로 연구윤리와 동물실험에 따른 윤리적 조치 역시 빼놓을 수 없다. 인간줄기세포 연구라 해도 실제 연구과정에 있어서 마우스, 개 등 많은 동물들이 사용되는데 이들에 대한 인도적이고 윤리적인 취급이 필요하다. 연구 수행과정에서 데이터의 조작이나 연구비의 전용이 있어서는 안 되며, 특히 연구비 및 사회적 지원을 얻으려는 목적으로 연구결과를 과장하거나 홍보 담당자에게 거짓말을 해서는 안 된다. 인간줄기세포 연구는 의생명과학 연구 혹은 치료에 있어 매우 큰 잠재력을 가진 한편 대단히 민감한 윤리적 문제들을 안고 있기에 언제나 신중하고 조심스러운 자세로 접근해야 한다.

3. 인간줄기세포 연구관련 윤리적 문제들의 해결을 위한 활동

인간줄기세포 연구와 관련된 여러 윤리적인 문제들을 해결하기 위한 활동으로는 첫째, 입법 및 법률적 규율을 통한 사회차원의 통제, 두 번째, 기관생명윤리위원회 등의 활동을 통한 연구기관 차원의 통제, 그리고 학회의 논문심사 및 자체 윤리규정 제정 등을 통한 전문가집단 차원의 통제가 있을 수 있다. 이외에도 연구자들을 대상으로 하는 교육과 특수한 형태의 연구 컨소시엄(예컨대 세포응용연구사업단)의 자체적인 윤리활동을 들 수 있을 것이다. 그리고 UN이나 UNESCO, WHO 혹은 유럽연합(EU)등 개별 국가를 넘어서는 차원에서의 권고, 지침, 결의 등이 있을 수 있다. 그러나 일반적으로 주요한 활동은 대개 전문가 자신이나 집단, 소속 연구기관, 국가 혹은 사회의 세 차원에서 이루어진다.

인간줄기세포 연구와 관련된 초국가적 지침은 2005년 8월 UN 59차 총회에서 결의된 「인간복제에 관한 선언」(Declaration on Human Cloning)을 들 수 있다. 84개국 찬성, 34개국 반대, 37개국 기권으로 결의된 이 선언은 '모든 형태의 인간 복제'(all forms of human cloning)를 금지하기로 하였으나 각국의 정책에 대해서 실질적인 구속력은 없다.[4] 초국가적 기구로서 유럽연합(EU)은 인간배아연구와 인간복제에 대해 매우 기민하게 대처하였다. 1993년 「인간배아복제에 관한 유럽의회 결의」를 필두로 하여 1997년 「인간복제에 관한 유럽의회 결의」, 같은 해 유럽이사회의 「인간복제금지선언」, 2000년 9월의 「인간복제에 관한 유럽의회 결의」에 이르기까지 유럽연합은 핵이식복제기술로 배아를 생성하는 행위를 원천적으로 금지하며 회원국은 인간복제에 관한 모든 연구를 형법으로 처벌할 것과 인공수정 시에도 꼭 필요한 수만큼의 배아를 만들 것을 권장하였다.[5] 하지만 이러한 선언과 결의는 개별 국가의 행동을 제어하는 데는 절대적인 구속력은 없으며 상징적인 의미만을 가지고 있는 것으로 보인다.

인간줄기세포 연구와 관련하여 가장 구속력이 있는 것은 국가의 입법과 정책이다. 인간줄기세포와 직접적으로 관련이 있는 법률과 정책은 다음 몇 가지로 나누어 볼 수 있다.

- 인간복제나 배아복제를 규율하는 법률

---

4) United Nations, Press Release GA/10333, 2005.8.3.

5) 박은정 외, 세계각국의 줄기세포 연구정책과 규제, 세창출판사, 2005 : 77-79면.

- 잉여배아를 활용한 줄기세포 연구를 규율하는 법률
- 줄기세포 연구를 지원 혹은 진흥하는 법률
- 사람을 대상으로 하는 의생명과학 연구를 규율하는 법률
- 기타 : 정자, 난자, 배아, 인체조직 등의 매매를 규율하는 법률, 동물 실험을 규율하는 법률 등

모든 나라가 이와 같은 법률이나 규정을 다 가지고 있는 것은 아니며 각국의 종교적, 문화적, 사회적 배경과 과학 수준, 과학자 집단의 전문가적 성숙도에 따라 매우 다양한 모습을 보이고 있는 것이 현실이다. 우리나라는 2004년 12월에 국회를 통과한 「생명윤리 및 안전에 관한 법률」에 따라 배아줄기세포 연구를 규율하고 있다.

법률은 아니지만 연구자 집단, 혹은 연구비 지원기관의 지침, 혹은 가이드라인 역시 때로는 법률에 준하는 효력을 미치게 된다. 미국 국립보건원의 지침은 국립보건원의 예산 지원을 받는 연구자들에게 실질적인 규율 효과를 가지고 있으며 국제 학회의 윤리지침 등도 상당한 영향력을 가질 수 있다. 특히 연구비 지원기관의 지침은 줄기세포 연구를 비롯한 생명과학 연구가 상당한 연구비를 필요로 하기 때문에 매우 효과적인 규제수단이 된다.

줄기세포 연구를 규제하는 데 있어서 핵심적인 기능을 하는 것이 '윤리위원회'이다. 윤리위원회는 여러 수준에서 다양한 구성과 기능을 가질 수 있으나, 미국에서는 주로 '기관심의위원회'(Institutional Review Board)를 통한 기관 차원의 윤리위원회를 중시하고 있으며, 우리나라에서는 「생명윤리 및 안전에 관한 법률」에 의거하여 '기관생명윤리심의위원회'(IBRB)를 두고 있다. 이러한 기관 차원의 윤리위원회는 특정 연구기관 내에서 일어나는 연구행위에 대해 해당 연구기관이 윤리적, 법률적 책임을 지기

위해 만드는 것으로 여러 수준의 윤리위원회 중 가장 낮은 단계에 해당한다. 유네스코는 기관위원회뿐 아니라 각 지역과 국가, 혹은 관련 학회 수준에서 다양한 윤리위원회를 둘 것을 권장하고 있다. 이 윤리위원회는 줄기세포 연구의 윤리성을 심의하며 연구자 외에도 다양한 집단과 사람들의 견해를 수렴하기 위한 절차를 마련해두고 있다.

이 모든 윤리활동들이 제대로 기능하기 위해서는 연구자와 연구기관의 의식전환이 필수적이다. 과학연구에 오랜 역사를 지녔고 성숙한 시민사회를 이룩한 선진국에서는 연구자 집단이 자연스럽게 이를 준수하지만, 역사가 짧고 경험이 일천한 우리나라와 같은 사회에서는 연구자들이 스스로 이러한 활동들을 적극적으로 해 나가기를 기대하기가 어렵다. 또한 시민사회 역시 과학연구에 대해 주체적이고 숙고된 판단을 내리기보다 그때그때의 분위기와 시류에 편승하는 경향이 있기 때문에 주요 이해당사자와 핵심집단, 그리고 시민사회 일반에 대한 교육이 현 시점에서는 필요하다. 이러한 교육활동 역시 윤리적 문제의 해결을 위한 활동에서 중요한 몫을 차지한다.

Ⅱ. 세포응용연구사업단의 출범과 우리나라의 줄기세포 연구

1. 세포응용연구사업단의 창설과 그 배경

우리나라의 줄기세포 연구는 전문 불임클리닉과 의과대학 등을 중심으로 산발적으로 이루어져 오다가 2002년 9월 <세포응용연구사업단>이 과학기술부 산하의 재단법인으로 등록이 되면서 정부의 대폭적인 지원과 중앙의 관리가 가능하게 되었다. 세포응용연구사업단은 <과학기술부의 21세기 프론티어 연구개발사업>의 일환으로 시작되었으며, 2002년 1단계 연구과제 공모에서는 모두 144과제가 응모하여 27과제(배아 5, 성체 15, 동물 4, 정책지정 3), 59개 세부과제가 선정되었다.[6] 세포응용연구사업단의 활동 기간은 2002년 7월부터 2012년 6월까지 10년간이며, 모두 1,520억원의 자금(정부 1,240억원, 민간 280억원)이 투입될 예정이다.

세포응용연구사업단은 첨단 생명공학을 발전시키고 난치성 질병을 치료하는 것을 최종 목표로 삼고 있으며 사업이 종료되는 2012년까지 100종 이상의 세포분화 억제 및 조절인자를 발견하고, 기능성 세포분화법을 10종 이상 개발하며, 세포분화기술을 이용하여 난치성 질병에 대한 치료법을 확립하고자 하고 있다. 사실 세포응용연구사업단의 설립은 과학기술분야의 국가경쟁력 확보와 고부가가치 기술 창조에 대한 갈망에서 비롯되었다. 21세기 프론티어 연구개발사업 자체가 선진국과 경쟁이 가능한 핵심 기술을 집중적으로 선택, 발굴하여 지원함으로써 선진국과 대등한 기술수준을 갖추는 것을 목적으로 하고 있기 때문이다. 특히 줄기세포 연구분야는 여러 윤리적 논란에도 불구하고 선진국과의 기술격차가 얼마 되지 않고 우리나라가 이 분야에서 핵심 기술들을 확보하고 있다는 판단 때문에 이렇듯 집중적인 지원을 하게 된 것이다.[7]

---

6) http://www.stem.or.kr/introduce/index.asp?subg=history

7) 채영복 과학기술부장관 인터뷰, 한국경제, 2002.3.12, "한국은 동물복제와 인공수정 등 관련기술 수준이 높다. 게다가 줄기세포 연구가 본격화된 것은 2-3년밖에 되지 않기 때문에 경쟁력이 충분하다." 이렇듯 줄기세포연구 지원을 기초과학기술 진흥활동이 아닌 단기적인 국가경쟁력 차원에서 접근한 것이 황우석 스캔들로 상징되는 대형사고의 단초였다.

세포응용연구사업단은 1) 세포, 조직치료법 개발에 의한 난치병 극복의 새로운 패러다임 조성, 2) 조직 및 줄기세포 공학을 융합한 인공조직 장기생산기술 개발, 3) 생체반응기 형질전환동물과 조류 생산을 통한 고부가 생리활성물질 대량생산과 지적재산권 확보, 4)첨단 생명공학 연구수행능력 증대 및 고급기술인력 육성의 극대화 등을 기대효과로 내세웠다.[8] 그리고 배아줄기세포뿐 아니라 성체줄기세포 및 동물줄기세포 연구에도 연구비를 지원하였지만 아무래도 그 중심은 배아줄기세포 연구에 있었다. 이는 채영복 당시 과학기술부 장관이 언론과의 인터뷰에서 밝힌 대로 1980년대 중반부터 활발해진 불임클리닉들의 인간배아 취급 경험, 그리고 동물복제기술이 세계적인 수준에 올라있다는 판단 때문이었다. 이러한 정책판단으로 말미암아 배아줄기세포 연구의 윤리성 면에서 사회적 합의가 이루어지지 않았다는 시민단체와 종교계 일각의 비판과 반발에도 불구하고 정부가 적극적인 지원에 나선 것이다. 세포응용연구사업단은 1단계 평가에서 SCI급 연구논문을 2004년 한 해 동안 133편을 발표하여 21세기 프론티어 사업 중에서 1위를 하는 등 정부의 기대에 부응하는 것처럼 보였다.[9] 그러나 2005년 11월 황우석 스캔들로 인하여 세포응용연구사업단은 논란의 중심에 들어가게 되었으며 문신용 단장이 징계를 받고 단장직을 사임하기에 이르렀다.

2. 세포응용연구사업단의 생명윤리 활동

세포응용연구사업단의 윤리위원회는 2002년 9월 세포응용연

8) http://www.stem.or.kr/project/index.asp?subg=effect
9) 연합뉴스, 2005.9.15일자 기사.

구사업단이 재단으로 설립된 직후 바로 설립이 확정되었으며, 같은 해 10월 윤리위원을 확정하고 10인으로 구성된 윤리위원회가 출범하였다. 박은정 당시 이화여자대학교 법과대학 교수를 위원장으로 한 이 윤리위원회에는 문신용 사업단장을 비롯하여 황우석 박사, 이공주 교수, 김계성 교수를 비롯한 생명과학자, 구영모 교수, 김옥주 교수 등의 생명윤리학자, 박병상 박사 등의 시민단체 대표자들이 고루 참석하였다. 이 윤리위원회는 세포응용연구사업단 윤리지침의 제정, 줄기세포 연구계획서의 사전 심의, 연구자들에 대한 윤리교육 등을 담당하였다. 그러나 실제로 연구지침을 제정하고 관련 규정과 서식 등을 정하며, 줄기세포 연구와 관련된 윤리문제를 연구한 것은 세포응용연구사업단의 윤리연구팀이었다. 윤리연구팀은 다른 연구과제와 마찬가지로 "세포응용연구와 관련된 윤리문제에 관한 연구"를 주제로 하여 박은정 교수가 책임연구자를 맡고 한양대학교 법과대학의 정규원 교수, 가천의과대학교 권복규 교수, 강원대학교 법과대학의 김현철 교수, 고려대학교 의과대학의 김옥주 교수, 포천중문의과대학교 김계성 교수 등이 각각 연구원으로 참여하였다. 세포응용연구사업단 윤리연구팀은 2002년 10월부터 2005년 3월까지 만 2년 6개월 동안 1단계 사업을 완료하였다. 1차년도에는 학술적 연구로서 국내의 생명의료윤리 관련 연구성과들을 정리하였고, 이를 바탕으로 줄기세포 관련 연구윤리지침의 시안을 작성하였다. 또한 세포응용연구사업단 윤리위원회를 구성하여 실질적으로 연구계획서를 검토 · 심의하고, 지속심사를 통해 과제의 연구과정을 점검하였다. 또한 생명의료윤리 관련 연구자의 네트워크를 구축하기 위한 연구자 교육 워크숍 및 연구진 세미나를 개최하여 연구윤리 교육 및 홍보에 힘썼다.

2차년도에는 국내외의 각종 지침과 규정, 학술적 흐름에 대한 정보수집에 주력하여 국내 상황과 비교 고찰을 하였으며, 1차년도에 개발한 줄기세포 연구지침을 점검하고 평가하기 위해, 연구자 설문조사를 실시하여 직접 현장 연구자들의 의견을 조사하고 이를 연구에 반영하였다. 2차년도에는 특히 임상상황의 윤리문제를 검토하고 대응방안을 제시하기 위한 윤리 프로그램을 개발하고, 이러한 성과물들을 연구자세미나, 전문가초청 세미나를 열어 점검하고 논의하는 기회를 마련하였다. 또한 윤리위원회 홈페이지를 구축하여 운영함으로써 연구성과들을 공유하고, 연구자 윤리교육 및 홍보자료를 개발하였다.

3차년도에는 줄기세포관련 연구윤리 강령을 제정하였고, 생명윤리 관련 법률 및 줄기세포 연구지침에 대해 분석, 검토하였다. 윤리위원회를 개최하고 윤리위원회의 홈페이지를 통해 꾸준히 생명윤리 및 연구윤리 관련 자료들을 업데이트 하였으며, 연구자 윤리교육에 이바지하였다. 연구심의 기준을 제정하여 연구자들에게 윤리적인 방법으로 연구를 진행하기 위한 가이드라인을 제공하였으며, 연구윤리 워크숍을 통해 2005년도에 시행되는 「생명윤리 및 안전에 관한 법률」에 대한 연구자 교육 및 의견수렴의 기회를 가졌다. 또 그간의 연구 성과물들을 모아 단행본을 발간하였다.

윤리연구팀은 이렇듯 줄기세포 연구와 관련된 윤리적 사안의 연구와 해결에 힘을 쏟았지만 실질적으로 세포응용연구사업단의 각 과제에 대한 윤리적 심의와 검토, 승인은 윤리위원회의 몫이었다. 그러나 윤리위원회의 기능에는 한계가 있었고, 실사 등 강제적인 권한을 행사하기도 불가능했다. 이러한 윤리위원회의 기능과 위상의 한계는 2005년 9월에 이미 지적되었다. 당시 민주노동당 정책위원회에서는 “1차년도 윤리위원회로부터 조건부승인을 받은 36개 과제로부터 보완자료를 제출한 연구자가 단 한 명도 없었고, 보완후 승인 1개 과제는 보완자료를 제출하지 않아 승인이 나지 않은 상태에서 연구를 수행하였다"고 밝혔다.[10] 사실 이 정책위원회가 지적하였듯 "세포응용연구사업단 윤리위원회의 활동은 사업단장인 문신용 교수를 포함하여 연구자들로부터 무시당하고 있기 때문이다"는 표현이 돌이켜보면 매우 적확한 지적이 아닐 수 없었다.

2004년 2월 "사이언스"지에 황우석 박사의 체세포복제배아줄기세포에 관한 논문이 실릴 때까지 세포응용연구사업단 윤리위원회는 당사자인 황우석, 문신용 두 위원을 제외하고는 이러한 연구가 진행되고 있다는 사실에 대해 전혀 모르고 있었다. 같은 해 3월에 열린 세포응용연구사업단 윤리위원회는 결과적으로 이 두 위원에 대한 청문의 자리가 되었는데 세포응용연구사업단의 연구비를 사용하지 않았으며, 따라서 당 사업단 윤리위원회가 이 연구에 대해 어떠한 권한도 행사할 수 없다는 황우석, 문신용 박사의 주장에 대해서 윤리위원회는 이를 반박할 수도, 실체적인 진실을 규명할 수도 없었던 것이다. 결국 세포응용연구사업단 윤리위원회로서는 윤리위원회 구성원이기도 했던 이 두 연구자가 당분간 이러한 종류의 연구를 하지 않기로 하였던 윤리위원회의 결정을 무시하였다는 데 대한 도의적 책임 이상을 물을 수 없었다.

게다가 당시의 환경은 황우석, 문신용 박사는 체세포복제배아줄기세포 연구로 국민적 영웅이 되어 있었고, '윤리문제'쯤은 예상되는 '거대한 국가적 이익' 앞에서 무시되어도 좋다는 분위기가 팽배해 있는 가운데 윤리위원회가 어떤 실질적인 기능을

10) 연합뉴스 보도자료, 2005.9.28.

하기란 매우 어려운 상황이었다. 이런 상황에서 윤리위원회는 배아줄기세포의 '본질적이고 내재적인' 문제보다 대개 절차적 미흡과 관련이 있는 사안에 집중할 수밖에 없었는데, 해당 연구자 혹은 해당 연구기관에서는 그러한 문제들을 '귀찮은 행정적인 잡무' 정도로 인식하는 경향이 있었다. 이는 각 연구기관과 연구자의 의식, 문화, 관행이 바뀌지 않고서는 단기간 내에 해결이 어려운 문제였다. 또한 연구의 윤리적 수행을 담보할 각 연구기관의 '기관생명윤리심의위원회' 등의 설치 수준과 전문성이 대단히 미흡한 상태였고 이를 주도적으로 끌어나갈 전문인력이 부재하였으며 연구기관의 행, 재정적인 관심 또한 거의 없었다.

하지만 세포응용연구사업단 윤리위원회와 윤리연구팀은 결과적으로 '황우석 스캔들'에 대해 일말의 도의적인 책임을 피할 수 없을 것이다. 만시지탄(晩時之歎)의 감이 있지만 2004년 당시 이 기구는 보다 정치한 논의와 활동, 강력한 문제제기를 통해서 윤리적으로 민감한 인간배아줄기세포 연구가 바른 방향을 찾아가도록 더욱 노력했어야 했다. 굳이 변명을 하자면 어느 누구도 그러한 조직적인 연구부정행위를 상상할 수도 없었으며, 그렇게 대규모의 난자 밀매가 이루어졌으리라고 짐작할 수도 없었다. 그리고 황우석 박사의 연구는 엄중한 국가기밀로 지정되어 매우 선택된 소수만이 그에 접근할 수 있었을 따름이었다. 어쩌면 세포응용연구사업단 윤리위원회는 이러한 국가적 차원의 조직적인 연구부정 및 비윤리적 행위에 대하여 권한이 없는 위원으로 구성된 일개 윤리위원회가 얼마나 무기력해질 수 있는지를 극명하게 보여준 반면교사로서 남게 될지도 모른다.[11]

---

11) 윤리위원회는 각 구성원이 자율적이고 자발적인 감시와 통제에 따른다는 민주주의의 구성원리에 의해 운영되나 전근대 사회를 채 벗어나지 못한 우리

3. 세포응용연구사업단 윤리연구팀의 연구성과

1단계 사업에서 세포응용연구사업단 윤리연구팀의 연구성과는 아래 표에 정리되어 있다. 이미 언급한 여러 한계들에도 불구하고 윤리연구팀의 연구성과는 단지 줄기세포 연구뿐 아니라 다른 생명과학 연구의 윤리문제 해결을 위한 각종 모델을 제시하였다는 점에서 의의가 있다. 이를 표로 정리하면 다음과 같다.

〈표〉 세포응용연구사업단 윤리연구팀의 1단계 연구성과[12]

구 분	1단계 연구개발 목표	연구개발 내용 및 범위	연구 결과
1차년도 (2002. 10. 1~ 2003. 6.30)	1) 줄기세포 연구관련 윤리지침 시안 작성 2) 윤리위원회 구성 3) 연구자 교육 워크숍 진행	1) 국내연구성과 정리 및 고찰 2) 경험적 자료수집 3) 줄기세포관련 연구지침 시안 작성 4) 교육프로그램 개발 및 워크숍진행 5) 관련연구자 네트워크 구축 6) 윤리위원회 구성 및 운영	- 각종 지침 및 규정 시안작성 완료 - 윤리위원회 구성 및 운영 - 연구자 교육 워크숍의 개최
2차년도 (2003. 7. 1~ 2004. 3.31)	1) 줄기세포 연구관련 윤리강령 제정 2) 교육 및 윤리강령 홍보 자료 개발	1) 외국 연구성과의 비판적 고찰 및 기관별IRB 활동상황 파악과 효율적 운영방안 검토 2) 임상상황의 윤리문제 검토와 대응방안 제시 3) 교육 및 홍보자료 개발 4) 인터넷 홈페이지 구축과 운영 5) 연구윤리강령 제정 6) 관련연구자세미나 개최 7) 윤리위원회 운영과 활동집	- 1차년도 개발된 줄기세포연구윤리지침의 평가 및 전문가 검토 / 1차년도 개발된 윤리지침 등에 대한 연구자 의견조사 / 윤리위원회 운영 - 전문가초청세미나자료집 발간 / 단행본 <줄기세포 연구의 윤리와 법정책> 발간 / 인터넷 홈페이지 구축과 운영

나라와 같은 문화권에서 이것이 어느 정도나 가능할지 회의가 드는 것이 사실이다. 이러한 절차는 제반 사회의 성숙도와 깊은 상관관계가 있을 것이다.

12) 세포응용연구사업단 윤리연구팀, 1단계 최종연구보고서.

3차년도 (2004. 4. 1~ 2005. 3.31)	1) 연구심의기준과 가이드라인 제정 2) 연구성과의 단행본 발간	1) 연구심의기준 제정 2) 홍보용 소책자 발간 3) 단행본 발간 4) 윤리위원회 운영 및 사례집 발간 5) 윤리위원회 운영	- 줄기세포관련 연구윤리 강령 제정 / 생명윤리 관련 법률 및 줄기세포연구 지침에 대한 분석 및 검토 / 윤리위원회 운영 - <세포응용연구사업단 2004 연구윤리 워크숍> 자료집 발간 / 단행본 발간: <세포응용연구의 윤리와 실제(가칭)>, <생명윤리와 법>, <Bioethics and Research Ethics>

Ⅲ. 「생명윤리 및 안전에 관한 법률」(생명윤리법)의 제정과 그 배경

1. 생명윤리법 제정 이전의 다양한 논의들

인간배아줄기세포와 관련된 사안의 중요성이 점점 커지자 2000년 5월 보건복지부는 한국보건사회연구원에 연구용역을 주어 생명공학의 윤리문제와 안전문제를 포괄하는 법안을 마련할 것을 요청했다. 약 7개월의 논의 끝에 2000년 12월 열린 공청회에서는 「생명과학보건안전윤리법」 시안이 등장하였으며, 또 과학기술부는 비슷한 시기에 '생명윤리자문위원회'를 구성하고 독자적인 법안 마련에 나섰다.

과학기술부 산하의 생명윤리자문위원회는 2001년 5월 22일 「생명윤리기본법(가칭)」 시안을 공청회를 통해 제시하였는데 이때 가장 논쟁이 일었던 부분이 줄기세포 연구에 대한 규제항목이었다. 이 시안은 잔여배아를 이용한 줄기세포 연구나 성체줄기세포 연구는 허용하지만, 체세포핵이식을 이용한 배아의 생성은 물론 연구목적을 위한 인위적인 배아의 생성을 허용하지 않았다.

생명과학계는 이러한 「생명윤리기본법(안)」을 지나친 규제로 보아 배아줄기세포에 대한 자유로운 연구를 허용해야 한다고 주장하였다. 이들은 조직적인 반대운동에 나서기 시작하였는데 한국생명공학연구원은 2001년 5월 24일 '생명윤리법 시안에 대한 건의문'을 발표하면서 "인간배아복제는 인류의 질병치료를 위해 가장 필요한 기본기술이므로 배아줄기세포에 대한 자유로운 연구를 허용해야 한다"고 주장하였고, 전국경제인연합회 생명과학산업위원회는 5월 28일 한국생물산업협회 및 생명공학연구조합과 공동으로 정부에 건의할 "생명윤리기본법 시안에 대한 긴급건의문"을 채택하였다. 또 서울의대 서정선 교수를 위원장으로 하여 대한불임학회, 한국생물공학회 등 15개 국내 관련학회가 참여한 '생명윤리기본법 실무추진위원회' 역시 시안의 개정을 적극 요구하였다. 이러한 관련 과학자와 산업계의 집단적인 반발은 과학기술부를 당황하게 만들었고, 결국 과학기술부는 생명윤리자문위원회의 권고안과는 달리 체세포핵이식을 이용한 인간배아복제를 허용하는 쪽으로 방향을 바꾸었다.

과학기술부가 이렇게 움직이는 동안 보건복지부는 2002년 7월 15일 「생명윤리 및 안전에 관한 법률」 시안에 대해 공청회를 개최하였다. 이 시안 역시 치료목적의 체세포 복제를 금지하고 인간과 동물의 교잡행위를 금지한다는 내용을 포함하고 있어 과학자들의 반발을 불러일으켰으며, 결국 국무조정실의 조정을 거쳐 보건복지부에서 주관하게 된 "생명윤리법"은 체세포핵이식복제를 허용하는 쪽으로 방향을 바꾸어 2003년 12월 법안이 국회를 통과하였다.

2. 생명윤리법의 특징과 생명윤리법이 줄기세포 연구에 미친 영향

앞서 논의한 바와 같이 「생명윤리 및 안전에 관한 법률」(생명윤리법)은 여러 부처와 이해당사자들이 경쟁하는 미묘한 분위기 속에서 한동안 표류하고 있다가 줄기세포 연구를 비롯한 첨단 생명과학 관련 사안들을 더 이상 방치할 수 없다는 정부의 판단 하에 급박하게 진행되었다. 이 법률은 2004년 1년의 유예기간을 거쳐 2005년 1월 1일부터 시행하도록 하였다. 줄기세포 연구와 관련된 이 법률의 핵심은 1) 인간개체복제 금지, 2) 이종교잡행위 금지, 3) 정자, 난자, 배아의 매매 금지, 4) 잉여배아의 줄기세포 연구목적 허용, 5) 체세포핵이식복제배아의 제조와 연구에 대한 예외적 허용, 6) 기관생명윤리위원회(IBRB)의 설치, 7) 보건복지부의 연구기관 허가와 배아연구에 대한 승인 및 관리감독 등을 골자로 하고 있다.

이 법률에 의하면 인간배아줄기세포 연구를 위해서 배아생성의료기관은 보건복지부의 지정을 받아야 하며, 배아연구기관, 그리고 체세포복제배아 연구기관은 보건복지부에 등록을 해야 한다(법률 제18조, 제23조). 배아연구계획서는 보건복지부의 승인을 받아야 하며, 보존기간 5년이 지난 잔여배아 연구는 발생학적으로 원시선이 나타날 때까지 가능하고, 그 연구목적이 1) 불임치료법 및 피임기술의 개발, 2) 근이영양증 및 대통령령이 정하는 희귀, 난치병의 치료, 3) 그밖에 심의위원회의 심의를 거쳐 대통령령이 정하는 연구에 한해 가능하게 되어 있다(법률 제17조). 체세포복제배아의 생성과 연구는 제17조 제2호의 규정에 의한 희귀, 난치병의 치료를 위한 연구로만 국한한다(법률 제22조). 배아연구계획서의 승인을 위해서는 배아연구기관 내에 설치된 기관생명윤리심의위원회(기관위원회)의 심의를 거쳐 그 결과서류를 첨부하여야 한다(법률 제19조 제2항). 배아생성의료기관과 배아연구기관은 1) 동의서에 기재된 목적으로만 배아를 취급하고, 2) 잔여배아의 보관, 취급, 폐기 등의 관리를 철저히 하며, 3) 당해 기관에서 행해지는 연구로 인하여 생명윤리, 안전에 중대한 위해가 발생하거나 하였을 때 연구의 중단 등 적절한 조치를 취해야 하며, 4) 그밖에 생명윤리 및 안전의 확보를 위하여 보건복지부령이 정하는 사항을 준수하여야 한다.

사실 이 법률은 제정 당시부터 시민단체와 종교계로부터 많은 비판을 받았다. 특히 생명윤리학회 등은 2001년 과학기술부 생명윤리자문위원회의 결론에 의거하여 잔여배아 연구는 허용하되, 체세포복제배아 연구는 금지하는 방향으로 입법을 하고자 원하였으나 결과적으로 이 연구가 허용된 것에 대해 분개하였다. 또 국가생명윤리심의위원회 역시 정부측 인사가 1/3, 과학계 인사가 1/3을 차지함으로써 종교계와 윤리계의 견해가 수용되기에 역부족이라는 비판이 많았다.

이러한 근본적인 비판 외에도 이 법률의 실제 적용에 있어 많은 혼란과 시행착오가 생겨났다. 배아생성의료기관과 배아연구기관은 이 법률에 의해 적절한 시설과 인력을 갖추고 '기관생명윤리심의위원회'(Institutional Bioethics Review Board: IBRB)를 두어야 했으나 법률에 이 기구의 구성과 운영에 대한 세부적인 지침이 없고, 또 이를 수행할 만한 경험과 지식이 있는 전문인력이 거의 없는데다가 이 기구의 운영을 위한 예산, 인력상의 지원과 실질적인 구속력 또한 거의 없었다. 게다가 대부분의 종합병원, 혹은 대학이 배아생성의료기관, 배아연구기관, 유전자검사기관, 유전자연구기관, 체세포복제배아 연구기관 등을 한 기관에서 함께 등록하였는데 이 과정에서 한 기관 내에 기관생명윤리심의위원회가 여러 개 생겨났으며, 또 이들이 임상시험을 통제하던 기존의 임상시험심의위원회(IRB)와 어떤 관계인지도 불분명했다. 또 연구비를 이미 수혜받은 연구에 대해서 기관생명윤리심의위원회가 승인을 내리지 않는다고 해도 연구의 진행을 막는 것 역시 거의 불가능했다. 대부분의 위원들이 해당 기관 소속 연구자로서 심의요청을 한 연구자와 친분이나 이해관계가 있고, 어떤 내용을 어떻게 심의해야 할지에 대한 전문지식이 거의 없었던 것도 이 규제 틀의 핵심이라 볼 수 있는 기관생명윤리위원회의 기능을 무력하게 만든 요인이었다. 이 모두는 황우석 스캔들과 관련된 서울대 수의대 IBRB의 조사과정에서 적나라하게 드러났다. 즉 인프라가 적절하게 구축되지 않은 상태에서 무리하게 법률 적용을 하다 보니 지극히 형식적인 서류 만들기 이상의 업무를 수행하기가 불가능했던 것이다.

또 배아연구계획서의 심사와 승인을 보건복지부의 배아연구자문위원들이 담당하였는데 여기에 대한 법적 근거나 지침이 별도로 없는 것도 문제였다. 즉 이 법률에 의하면 배아연구계획서의 승인을 보건복지부 장관이 담당하여야 하나, 결과적으로는 보건복지부장관의 판단을 자문할 배아연구자문위원들이 결국 최종 승인 여부를 결정하는 모양이 되어 사회적으로 민감한 생명윤리 사안을 결정하는 데 대표성이 충분하지 않다는 비판을 받을 소지가 남아 있다.

그리고 「생명윤리 및 안전에 관한 법률」에는 제대혈 및 성체줄기세포 연구에 대한 내용은 누락되어 있다. 사회 전반의 인권 및 생명윤리에 대한 의식이 낮은 상태에서 이러한 누락으로 인해 마치 제대혈 및 성체줄기세포 연구에는 아무런 윤리적 문제가 없다는 식의 인식이 생겨났고, 대부분의 언론보도 그리고 특히 천주교의 성체줄기세포 지원활동을 통해 그런 인식은 더욱 강화되었다.[13] 이는 사실이 아닌데다가 제대혈 및 성체줄기세포 연구에 있어서도 원재료의 획득 및 취급, 임상시험 과정 등에서 많은 문제점이 발견되기도 하였는데 이에 대한 자세한 내용은 후술하도록 한다.

Ⅳ. 체세포복제배아 연구: 황우석 스캔들의 전말과 교훈

1. 황우석 스캔들 개요와 일지

황우석 스캔들의 전말을 간단하게 표[14]로 정리하면 아래와 같다.

2004/02/13	사이언스지, 세계 최초로 복제된 인간배아에서 줄기세포를 추출하는 데 성공하였다는 논문 게재.
2004/03/12	사이언스지, 표지 논문으로 황우석 박사의 논문 게재.
2004/05/06	네이처지, 인터넷판 사설과 기사 코너에서 황우석 박사팀이 연구원의 난자를 사용하는 등의 윤리 문제를 위반하였을 가능성을 제기함.

13) "생명파괴 위험이 없는" 성체줄기세포 연구 지원을 위해 천주교 서울대교구 생명위원회가 100억원의 자금을 지원하기로 하며 2005년 10월 5일 정식으로 출범하였다. 동아일보, 2005.10.6.

14) 이 표는 이화의대 구현정, 김이준, 송명선, 이현주 학생이 집필자의 지도를 받아 제출한 이화프론티어21 장학금 연구 "여성 인권의 시각에서 바라본 황우석 사태" 보고서(2006.2.15)에서 인용한 것이다.

2005/05/20 체세포 핵치환 인간배아줄기세포의 확립 발표.
2005/06/17 사이언스지, 황우석 박사의 체세포 핵치환 인간배아줄기세포 확립을 표지 논문으로 게재함.
2005/08/04 복제개 스너피 발표.
2005/10/19 서울대 의과대학 줄기세포허브 설립. 난치병 환자의 접수를 받기 시작.
2005/11/12 섀튼 교수, 황우석 박사와 결별 선언.
2005/11/21 노성일 미즈메디 병원 위원장이 난자 매매를 인정하는 기자회견을 힘.
2005/11/22 MBC PD수첩에서 황우석 교수의 난자매매의 의혹에 관한 방송을 함.
2005/11/24 황우석 교수, 기자회견에서 연구원 난자 사용 시인.
2005/12/04 YTN에서 MBC의 취재 윤리를 문제삼음.
2005/12/05 BRIC, scieng 등의 사이트에서 젊은 생명과학도들에 의해 황우석 박사의 2005년 사이언스 논문에 대한 의혹이 제기됨.
2005/12/07 MBC PD수첩 방송 중단. MBC 사장 퇴진 운동.
2005/12/08 서울대 생명과학 분야 교수 30명, 정운찬 총장에게 논문 진실성 의혹에 대한 진상조사 촉구 건의문 전달
2005/12/15 노성일 이사장, "줄기세포 없다"고 언론에 밝힘
2005/12/16 서울대 황우석 교수 연구의혹관련 조사위원회 발족.
2005/12/15 황우석 교수, 사이언스측에 2005년 논문의 취소를 요청.
2005/12/23 서울대 조사위원회 중간 발표.
2006/01/10 서울대 조사위원회 최종 발표.
2006/01/10 사이언스지, 황우석 교수의 2004, 2005년 논문 모두 취소.
2006/01/11 서울대 정운찬 총장, 대국민 사과 성명 발표.
2006/5/12 황우석 사태에 대한 검찰수사발표

2005년 말 한국 사회를 뒤흔든 "황우석 스캔들"은 2005년 11월 섀튼 교수의 황우석 박사와의 결별 선언으로 시작하였다. 그 이전에도 한국생명윤리학회, 민주노동당 등에서 불법적 난자의 사용, 연구원 난자의 사용, 연구비, 저자의 역할 등에 대해 여러 문제제기가 있었지만 국민들의 '애국적' 열기와 언론의 편향적인 보도로 인해 묻혀 있다가 2005년 11월 22일 MBC PD수첩의 "난자 매매 의혹" 관련 보도와 더불어 본격적으로 많은 문제들이 터져 나온 것이다. 애초에 황우석 교수측은 난자매매와 연구원 난자사용을 일부 시인함으로써 이 문제를 비켜가려고 하

였고 한때 그것이 성공하는 것처럼 보이기도 하였으나, 2005년 12월 BRIC 등 소장 연구자들의 인터넷 커뮤니티에서 제기된 연구의 진실성에 대한 의혹으로 말미암아 걷잡을 수 없는 방향으로 나아가기 시작했다. 12월 15일 논문의 공동저자이자 협력자였던 미즈메디병원의 노성일 이사장이 "줄기세포 한 개도 없다"는 발언을 언론을 통해 함으로써 황우석 신화는 붕괴되었고, 2006년 1월 10일 서울대 조사위원회는 2004년과 2005년의 사이언스 논문이 모두 조작된 것이라는 사실을 발표하였다. 이후 황우석을 지지하는 집단이 각종 음모론과 의혹을 제기하였지만 황우석 박사는 서울대학교로부터 공식적인 징계를 받고 파면되었고, 2006년 5월 12일 검찰 수사발표가 이루어짐으로써 일단락되었다. 현재 황우석 박사는 검찰의 기소에 따라 재판을 받고 있는 중이다.

2. 황우석 스캔들 후 줄기세포 연구의 동향

황우석 스캔들은 우리나라의 줄기세포 연구에 매우 커다란 타격을 주었다. 적어도 체세포복제배아줄기세포 분야에서 어느 나라도 따라올 수 없는 독자적인 기술을 확립하였다는 성과가 온통 부정과 조작으로 얼룩진 허구였다는 사실이 드러남으로써 한국 과학계의 신뢰도는 크게 떨어질 수밖에 없었다. 아울러 황우석 스캔들은 단지 논문과 데이터 조작뿐 아니라 불법매매된 난자의 사용, 환자에게 제대로 동의를 받지 않고 적출된 난소, 그리고 난자의 사용, 연구원 난자의 사용, 연구를 감시하고 관리했어야 할 서울대 수의대 기관생명윤리위원회의 무기력, 연구비 유용에 이르기까지 총체적인 연구윤리의 부실이 한순간에 폭로된 것이었다. 이 스캔들의 직접적인 영향으로 복제배아줄기세포 연구 성과를 더욱 발전시킨다는 명분하에 2005년 8월에 문을 연 서울대병원의 "세계줄기세포허브"가 자연스럽게 문을 닫았고, 배아줄기세포 연구 기술을 가진 국내 4대 기관 중 하나인 미즈메디병원이 큰 타격을 받았으며, 문신용 세포응용연구사업단장 역시 논문조작에 책임을 지고 사리를 물러날 수밖에 없었다. 국내의 대표적인 줄기세포 연구자 중 한 명인 한양대학교의 윤현수 박사 역시 데이터 조작에 관련된 책임을 지고 정직 등 징계를 받았다.

전반적인 줄기세포 연구 역시 "환자 맞춤형 줄기세포" 등의 발언을 통해 난치병 환자들의 구세주를 자처했던 황우석 박사의 몰락과 함께 침체를 맞았다. 특히 체세포복제배아줄기세포는 황우석의 독보적인 분야였지만, 이것이 완전한 허구로 드러남에 따라 향후 이 분야의 연구를 지원 혹은 수행하기 위한 근거가 사라져버렸고, 앞으로도 이 분야를 계속 지원해야 할지에 대한 회의가 생겨났으며 이 문제는 아직 완전히 해결되지 못하고 있다. 잔여배아를 사용한 배아줄기세포 연구 역시 서울의대와 공동으로 줄기세포를 수립해 왔던 미즈메디병원의 연구관리가 주먹구구식이었던 것으로 드러남에 따라 이를 가지고 연구를 수행해 왔던 개별 연구자들이 혼란에 빠지게 되었다. 또 「생명윤리 및 안전에 관한 법률」에 따르면 신규로 배아를 사용하여 줄기세포를 수립하는 연구 등은 배아기증자(부모)의 동의를 얻게끔 엄격하게 규정하고 있는데, 줄기세포 연구계가 국민의 총체적인 불신을 받게 된 상황에서 이러한 협조가 가능할지에 대한 의구심도 생겨났다.

이러한 상황하에서 정부는 2006년 1월 18일 줄기세포연구

종합추진계획을 위한 관련부처 연석회의를 열고 줄기세포 연구가 사장되지 않도록 하는 범부처 대책수립에 나섰다. 이를 위해 2월 15일 연세의대 김동욱 교수를 책임자로 하여 민간 전문가들이 참여하는 종합계획수립연구가 출범하였다. 2개월간의 연구를 거친 뒤 이 종합계획은 5월 29일 정부에 의해 심의, 확정되었으며 향후 10년간 4천 3백억원을 투입하여 현재 세계 7위권인 경쟁력을 3위까지 끌어올린다는 목표를 세웠다. 구체적인 방향으로는 줄기세포 분화 메커니즘의 기초 연구, 체계적인 임상 연구를 위한 임상시험 데이터베이스 구축, 줄기세포은행 설립 지원체제 확립, 생명윤리교육 강화 등 연구기반 조성을 중점 추진분야로 설정하였다.

황우석 스캔들 이후에도 줄기세포분야 연구를 중점적으로 지원하겠다는 정부의 의지는 꺾이지 않은 것으로 보인다. 이는 생명과학(BT)은 정보산업과 함께 21세기의 핵심 산업이며, 그나마 우리나라가 경쟁력이 있다고 판단되는 이 분야에서조차 기술적 우위를 놓치면 안 된다는 절박한 위기의식 때문인 것으로 생각된다. 어쩌면 황우석 박사가 주도한 체세포복제배아줄기세포 연구는 인간줄기세포 연구의 여러 영역 중에서도 매우 좁고 한정된 분야이며, 여러 윤리적 논란거리를 안고 있기 때문에 국가 차원의 줄기세포 연구라는 차원에서 본다면 이 분야에 대한 지나친 관심이 줄어든 것이 오히려 타 분야에 더 많은 관심과 지원을 가능하게 하는 호기가 될 수 있다고 생각된다.[15)]

15) 그럼에도 황우석 박사는 단지 "체세포복제배아 연구"라는 좁은 영역에서만이 아니라 줄기세포 연구, 나아가 생명과학 연구에 대한 국가 차원의 지원에 있어 대단히 상징적인 존재였고, 생명과학 연구 전반에 대한 지원을 견인해 왔다는 점을 부인할 수는 없다.

3. 황우석 스캔들로부터의 교훈

황우석 스캔들은 단순히 과학적 부정행위(scientific misconduct)이자 저명한 과학자의 사기사건이라는 과학계의 사태를 떠나 한국 사회의 총체적인 문제점이 집결된 거대한 드라마였으며 심지어 인명 피해까지도 발생하였다.[16] 겉으로 드러난 것만 보아도 과학자-정치권의 유착, 과학자-관료의 유착, 과학자-언론의 유착, 황우석 띄우기에 급급했던 언론의 무책임하고 선정적이며 무분별한 보도 태도, 그나마 진실을 밝혔다고 했던 MBC의 보도윤리 문제, 천주교회와 불교계의 종교적 대립구도, 황우석 몰락에 대한 음모론적 시각을 숭배하는 새로운 사회집단의 등장, 이 집단에서 볼 수 있는 극우민족주의와 함께 이제까지 좌파진영의 몫이었던 반미이념의 괴상한 동거 등이 있다. 이를 보다 깊이 천착하면 이영희는 황우석 사태를 "성장지상주의"와 "과학자의 권위주의"라는 주제로 분석하고 있으며, 김환석은 과학발전이 오로지 "조국의 선진, 근대화를 위해 기능하며 그 사회적 영향과 함의에 대하여는 눈을 감아도 된다는" 이른바 "박정희 패러다임"이라는 용어로 분석하고 있다.[17] 이들의 논의는 사회학적, 정치학적 측면에서 의미가 있다고 생각되나, 생명윤리의 입장에서는 다음과 같은 측면을 볼 수 있다.

우선 황우석 사태의 문제점에서 '생명윤리적 측면'(bioethics aspect)과 '연구윤리적 측면'(research ethics aspect)을 분리해 보아

16) 지금까지 알려진 것만 해도 황우석 지지자 중 한 명이 자살하고, 한 명이 자살기도를 하였으며, 한 명이 살해기도를 당하였다.

17) 민교협학술토론회, 황우석 사태로부터 무엇을 배울 것인가, 2006.3.10. ; 이영희, 황우석 사태와 과학기술 정책; 김환석, 황우석 사태와 정치.

야 한다. 물론 생명윤리 안에 연구윤리가 포함된다는 주장 또한 일리는 있지만 논문조작과 같은 연구부정행위는 생명과학 분야 뿐 아니라 거의 모든 학문 분야에서 일어나는 공통적인 현상이다. 연구윤리와 생명윤리는 아울러 진흥하고 발전시켜야 하지만 그 방법적인 접근이 다를 수밖에 없다. 생명윤리 측면에서 황우석 박사의 문제점은 첫째, 사회적 합의가 되지 않은 "체세포복제배아 연구"를 했다는 점, 두 번째, 매매를 통해 불법적으로 취득한 난자를 사용했다는 점, 세 번째, 경위가 불분명한 난자를 사용했다는 점, 네 번째, 연구원 난자를 사용했다는 점, 그리고 마지막으로 서울대 수의대 기관생명윤리심의위원회의 기능이 제대로 이루어지지 않았다는 점을 들 수 있다.

이를 좀더 자세히 살펴보면 첫 번째 사회적 합의가 되지 않은 상태에서 체세포복제배아 연구를 하였다는 것인데, 이는 한국생명윤리학회[18] 및 일부 시민사회, 종교 단체에서 주장하는 내용이다. 생명윤리학회는 "치료용 인간배아복제 연구윤리 특별위원회 성명서"에서 체세포복제기술을 금지하는 2000년-2001년의 과학기술부 "생명윤리자문위원회"의 결론을 '국민적 합의사항'이라고 보고 있다. 하지만 과연 이것을 '국민적 합의'라고 보아야 하는지에 대해서는 이견이 있을 수 있다. 다원화된 민주주의 사회에서 어떤 절차와 과정을 거쳐 '국민적 합의'에 이를 수 있는지는 여전히 어려운 문제가 아닐 수 없으며, 결국 대의민주주의라는 형식적 절차를 거쳐 입법에 이르는 것이 그나마 다수가 동의하는 '합의'의 형태일 것이다. 체세포복제배아 연구에 대해서는 여전히 일부 종교계, 시민단체, 생명윤리학자들이 반대하

18) 한국생명윤리학회, 치료용인간배아복제 연구윤리 특별위원회 성명서, 2004.5.22.

고 있으며 또다른 일부는 찬성하고 있다. 한가지 분명한 사실은 이 기술에는 해결이 어려운 윤리적 함의와 문제가 수반되고 있다는 것이다.

황우석 박사의 문제는 본인이 탁월한 언론 홍보전략을 통해 나름대로의 '국민적 합의'를 만들어 냈다는 데 있다. 그 과정에서 정치권과 언론의 역할이 지대하였고 그래서 결과적으로는 한 개인의 탁월한 홍보능력이 과학자 사회와 관료집단의 비판과 견제기능을 넘어설 수 있는 국가 시스템을 만들었다는 것이 가장 큰 문제가 아닐 수 없다. 체세포복제배아 연구의 윤리성은 잠깐 접어두더라도 황우석 박사가 이 연구의 홍보를 위해 사용한 많은 언어적 효과와 선전 문구들은 양식 있는 관련 전문가라면 터무니없다고 생각될 만한 것이 많았는데도 이런 선전이 아무런 여과 없이 일반 국민은 물론 권력 핵심에 수긍이 되었다는 것은 개탄할 만한 일이다. 우리가 생명윤리 분야에서 어떤 식으로든 '국민적 합의'를 끌어내었다 해도 한 탁월한 개인에 의해 금방이라도 무너질 수 있는 '합의'라면 이 또한 의미가 없는 일이다. 우리나라에서 의학과 생명과학 분야의 연구비는 거의 대부분 정부에 의존하고 있으며, 때문에 연구비를 받기 위해 정부와 권력층에 홍보 및 로비를 하려고 하는 과학자는 앞으로도 얼마든지 있을 것이다. 이 과정에서 누구나 자기 연구의 장점은 극대화하고 윤리적인 문제와 불확실한 지점은 감추려고 할 것인데, 그렇다면 우리 사회는 어떤 근거에 의해 윤리적인 연구와 비윤리적인 연구를 구분하며, 구체적인 연구에 대한 지원 여부를 결정할 것인가? 이는 장래의 생명과학 연구를 위해서도 시급하게 해결해야 할 문제가 아닐 수 없다.

두 번째 매매된 난자의 사용이다. 노성일 미즈메디 이사장이 난자매매 브로커와 결탁하고 매매된 난자를 획득하여 황우석 박사에게 건네준 것은 그가 이러한 행위에 이미 이전부터 익숙해 있다는 사실을 시사한다. 불임클리닉 등에서 난소기능부전인 불임부부의 치료를 위해 난자를 구할 필요성이 있음이 현실이라면 어떻게든 해결책을 마련할 필요가 있다. 이미 음성적으로 장기의 매매까지 이루어지고 있는 우리나라의 의료현실에서 그나마 재생 가능한 난자의 매매 유혹에 빠지지 않게 하려면 어떻게 해야 하는가? 그리고 불임치료목적의 난자공여와 연구목적의 난자공여의 의미는 같은가, 아니면 다른가의 문제를 해결해야 한다.

세 번째, 경위가 불분명한 난자의 사용이다. 검찰 수사결과에 의하면 한양대의 황윤영 교수 등은 환자로부터 제대로 된 동의를 받지 않은 채 적출한 난소 등을 연구용으로 황우석 교수에게 주었다고 한다. 난소나 자궁 등 여성 생식기에 질병이 있어 수술적으로 적출한 조직은 공여자의 동의하에 연구목적으로 사용할 수 있다. 여기서의 문제는 대부분의 의사들이 그러한 동의의 구체적인 내용과 절차에 대해 전혀 혹은 거의 모르고 있으며, 그 결과 적출한 조직이나 장기를 의료 폐기물이 아니면 자신의 사유물로 생각하고 있다는 점이다. 환자 역시 이러한 부분에 대해 자신의 권리를 주장하지 않거니와 그러한 사실조차 알 수 없다. 이런 부분에 대해서는 의료인에 대한 교육을 대폭 강화하여야 하며, 문제를 일으킨 의료인에 대해서는 의료계 자체에서부터 자정 노력을 할 필요가 있다. 황우석 사태에 관련된 모든 사람들에게서 공통적으로 발견되는 점은 보편적인 생명윤리에 대한 무지 또는 경시이다.

네 번째, 연구원 난자의 사용이다. 서울대 조사위 보고서와 검찰 수사결과를 보면 난자를 기증한 두 명의 연구원의 동기에는 이해상충(conflict of interest) 및 연구책임자의 강압과 착취(exploitation)가 함께 작용했던 것으로 생각된다.[19] 모든 여성 연구원에게서 동의서를 받아놓은 것은 강압과 착취의 혐의를 피해갈 수 없다. 하급 연구원들에게 무리한 지시를 하는 전근대적 문화는 단기간 내에 바뀌기는 어려울 것 같은데, 이는 단지 연구실만의 문제가 아니라 한국 사회의 모든 영역에서 공통적으로 보여지고 있는 문제이기도 하기 때문이다.

난자 기증에 대해서는 한양의대의 정규원 교수가 현인수 박사와 함께 정교한 동의절차를 만들었고, 2005년도 논문에 사용된 난자에 대해서는 일부 그러한 절차를 적용하기도 하였다. 그러나 상당수는 이 절차를 지키지 않은 것으로 나타났고, 2004년도 논문에는 그러한 절차가 아예 없었다. 이는 연구책임자들의 생명윤리에 대한 경시 태도를 그대로 보여준다.

마지막으로 서울대 수의대 기관생명윤리심의위원회 그리고 한양대 IRB의 운영 문제가 있다. 2004년도 논문은 한양대 IRB의 승인을 얻었다고 하였으며, 2005년도 논문은 서울대 수의대 기관생명윤리심의위원회의 승인을 얻었다고 하였다. 두 기관의 위원회 모두 위원들이 연구자들과 친밀하거나 이해관계가 있는 당사자들이었으며 객관적인 심의를 할 능력이 없었다. 보다 본질적으로는 각 기관의 생명윤리위원회가 생명윤리 논의에 있어 전가의 보도처럼 생각되지만 실질적으로는 역할을 할 수 있는 것이 거의 없다. 적어도 서류만 잘 갖추면 대부분의 연구가 승인을 받기 마련이며 규정상으로는 중간 점검이나 조사를 할 수 있

19) 서울대 조사위원회의 보고서에 따르면 박을순 연구원은 핵이식을, 구자민 연구원은 세포배양을 담당했다고 한다. 본인들의 연구이니 성과를 내었어야 하는 일이다.

어도 위원회의 위원들이 대개 교수 혹은 의사들인데 정규 심사를 하기에도 정족수를 이루기가 어려운 것이 대부분의 위원회의 현실이다. 게다가 예민한 생명윤리 문제에 대해서는 어떤 근거로 승인 혹은 불승인 여부를 결정할 것인가?

기관생명윤리위원회는 본질상 기관의 자율적인 윤리활동을 보장하기 위한 기구이며 해당 기관을 대표해서 책임을 지는 곳이다. 그러므로 각 기관은 기관생명윤리위원회의 독립성과 객관성을 보장하고 활동에 대한 보상을 해야 하며 전문인력과 예산지원을 해야 하는데 이렇게 할 수 있는 곳은 거의 없다. 그렇다면 특히 예민한 연구에 대해서는 기관생명윤리위원회 차원의 논의가 아닌 지역 혹은 국가 차원의 위원회에서 승인 여부를 결정해야 한다.

Ⅴ. 여전히 남아있는 줄기세포 문제들

1. 제대혈 줄기세포와 관련된 문제

일부 산부인과에서 산모의 동의 없이 제대혈을 채취하여 제대혈은행에 판매하거나 연구용으로 넘기는 사례가 있었다.[20] 또한 제대혈은행이 산부인과에 리베이트를 주고 제대혈 보관을 독려하거나 경품, 할인 행사를 하는 등의 일들도 일어났다.[21] 이런 일들은 제대혈시장의 경쟁이 치열해져서 벌어진 일이지만 여러 제대혈은행들이 상업적 이익에 치중한 나머지 산모를 비롯한 가족들에게 제대혈보관의 의의를 제대로 알리지 않아 생기는 문제

20) 동아일보, 2005.4.12.

21) 파이낸셜타임즈, 2006.2.10.

들도 있다. 예컨대 국내에서 자기 제대혈을 자신이 이식받은 예는 없고 질병이 발생하면 이런 자가의식은 의미가 없어 타인의 제대혈을 공급받아야 하지만 이런 사실을 제대로 알지 못하고 보관을 하는 경우가 종종 있다.[22] '충분한 정보에 근거한 동의'의 개념이 제대로 적용되지 않고 있는 탓이다.

더욱 심각한 일은 '비교적 안전'하다고 여겨지는 제대혈 줄기세포를 사용한 임상시험이 무책임하고 무분별하게 일어나고 있다는 사실이다. 2004년 7월 이후 시행된 73건의 성체줄기세포 임상시험의 경과를 추적한 결과, 사망 12건을 포함해 부작용 발생/호전 없음/ 치료 중단 등이 무려 80%에 달했다.[23] 이 임상시험에 사용된 성체줄기세포는 대개 제대혈에서 기원한 것으로 몇몇 제대혈은행과 병원 등에서 제대로 된 사전 동물실험과 IRB심의가 미흡한 가운데 마구잡이로 시술을 한 것이다. 여러 질병에 대해 확립된 제대혈 줄기세포 치료법은 혈액관련 질환을 제외하고는 아직 존재하지 않는다. 즉 이러한 임상시험은 치료가 아닌 임상시험 단계에 있으며, 헬싱키선언 등 각종 임상시험 관련지침을 준수하면서 엄격하게 이루어져야 하나 그렇지 못하는 경우가 많다. 2004년 7월 식품의약품안전청이 줄기세포 연구진흥을 이유로 줄기세포의 임상시험에 대한 규정을 완화하여 응급임상시험을 가능하도록 한 것이 이렇듯 무분별한 임상시험이 시작된 원인이기도 하다. 제대혈을 사용하는 임상시험은 대개 제대혈 공급업체와 줄기세포 연구자, 병원의 임상의사가 함께 팀으로 수행하게 되는데, 환자의 복지 및 의학적 연구목적보다 상업적 이익 및 병원의 평판, 연구업적 등에 치중하는 경우가 있다. 그러나 이러한 관행

22) 세계일보, 2005.10.25.
23) 중앙일보, 2006.1.16

은 보다 엄격한 절차를 지키도록 하루빨리 바뀔 필요가 있다.

2. 성체줄기세포 및 태아줄기세포의 취득

제대혈 줄기세포와 관련하여 이미 언급한 문제이기도 하지만 성체줄기세포의 획득에 대한 문제는 여전히 남아 있다. 골수와 제대혈을 제외한 성체줄기세포는 대개 자가이식(auto transplantation)용으로 사용되는데 이런 경우에 줄기세포 이식보다는 시술의 일환으로 취급되어 어떠한 규제도 받지 않고 있다. 이런 관행이 '성체줄기세포 연구'에는 윤리적 문제가 없다는 일방적인 주장을 가능하게 하는 한 원인이기도 하다.

물론 자가이식의 경우 타인의 세포를 이식받는 데 따르는 윤리적인 문제점은 없다. 그렇지만 이 시술이 여전히 확립된 치료방법(conventional treatment)이 아니라 실험 단계에 있는 기술임을 고려한다면 이 시술을 받는 환자들은 치료적 임상연구의 대상으로서 그에 준하는 윤리적인 절차, 예컨대 기관심의위원회의 심의 등을 거쳐 시술을 받을 필요가 있다. 시술용의 줄기세포 획득은 획득한 줄기세포가 그 환자의 치료용으로 쓰이게 되기 때문에 시술에 대한 동의와 기관심의위원회의 심의를 받으면 되지만, 성인으로부터 획득한 줄기세포를 세포배양과 성상의 연구 등 연구목적으로 사용할 때는 연구목적 인체조직의 획득과 관련된 윤리규정과 절차를 지켜야 한다. 특이 이 연구가 해당 검체에 대한 유전자검사를 포함할 때는 「생명윤리 및 안전에 관한 법률」에 의거하여 보건복지부에 신고된 유전자검사기관에서 기관생명윤리심의위원회(IBRB)의 심의를 거쳐야 하며, 물론 적절한 동의를 받고 이 검체에 대한 관리 및 유전정보 보호에 대한 대책이 마련되어 있어야 한다. 실제로 이러한 연구용 성체줄기세포의 획득이 어떻게 이루어지는가도 윤리적인 심의의 대상이다. 이러한 연구용 성체줄기세포는 환자의 치료과정에서 예컨대 수술 후 적출한 조직으로부터 얻거나 건강한 성인 자원자로부터 얻을 수 있을 것이다. 치료과정에서 적출된 조직의 사용에 대해서는 해당 환자의 동의를 얻어야 하며, 건강한 성인 자원자를 대상으로 할 때에는 대상자의 모집(recruit)과정부터 기관심의위원회의 심의를 거쳐야 한다. 만약 획득한 성체줄기세포를 줄기세포주로 만들어서 지속적인 배양을 하게 되고, 이를 분주하여 여러 기관에서 연구용으로 사용하게 된다면 사전에 그러한 사실을 공여자에게 알리고 철저한 익명화(anonymization process)과정을 통해서 공여자의 신원을 보호할 필요가 있다.

또 인공임신중절을 통해 유산된 태아의 조직으로부터 태아줄기세포를 획득하는 것도 엄격한 윤리적 절차를 따라야 한다. 우선 인공임신중절이 「모자보건법」에 의한 형법상 낙태죄의 조각사유에 해당하는 합법적인 이유로 이루어져야 하며, 태아의 연구 목적 혹은 줄기세포 획득용 기증은 낙태 결정이 내려진 후, 적어도 낙태와는 독립된 결정으로 이루어져야 할 것이다. 이 과정에서 최소한 산모로부터 적절한 '충분한 정보에 근거한 동의'를 받아야 하며, 동의자는 해당 낙태아의 장래 처분에 대해 필요한 만큼 충분한 정보를 들은 뒤 기증 여부를 결정해야 한다. 가급적 산모뿐 아니라 그 배우자로부터도 동의를 받는 것이 바람직하나 이러한 과정은 모두 해당 기관의 기관심의위원회의 결정을 거쳐 이루어져야 한다.

낙태된 태아로부터 얻은 줄기세포 등 조직에 대한 유전자검사가 현행 생명윤리법에 따라 기관생명윤리심의위원회의 심의를 거쳐야 할 필요는 없다고 생각된다. 그러나 만약 그 유전자검사가 해당 부모와 어떤 이해관계가 있을 경우, 즉 가족력이 있는 유전질환의 진단 등이 필요할 경우에는 미리 그 사실을 산모에게 알리고 그러한 경우에 결과를 통보받을 것인지를 미리 결정해 두어야 할 것이다.

3. 기타 해결해야 할 문제들

줄기세포 연구와 관련하여 다음 몇 가지 사안들은 윤리적 검토를 요한다. 우선 서울대 조사위원회의 조사 결과에 따르면 2004년도 황우석 박사의 사이언스지 투고 논문은 체세포핵이식이 아닌 처녀생식의 결과로 만들어진 줄기세포라 할 수 있다. 그렇다면 앞으로 난모세포 혹은 정원줄기세포(spermatogonial stem cell)를 사용한 연구를 허용할 것인가? 이들은 인간배아가 아닌 하나의 세포라는 점에서 당장 윤리적인 문제가 크게 있어 보이지는 않지만 단성생식의 결과로 만들어진 줄기세포를 어떻게 이용할 수 있을지, 만약 이들을 세포치료제로 사용하게 된다면 유전적 모자이시즘(genetic mosaicism)은 어떻게 생각해야 할지에 대해서 좀더 사려 깊은 검토가 필요하다. 이들을 획득하기 위한 과정 역시 마찬가지다. 난모세포로는 결국 건강한 자원자의 '기증된 난자'나 불임클리닉의 잉여난자를 사용할 수밖에 없으므로 여성의 건강권 내지 재생산권에 대한 문제가 제기될 수 있으며, 남성의 정원줄기세포의 사용에 있어서도 적절한 지침을 마련할 필요가 있다.

또 인간난자의 구득이 어렵기 때문에 소나 토끼 등 다른 동물의 난자를 사용하는 연구에 대한 검토 역시 필요하다. 현행 생명윤리법은 이에 대해 명시적인 규정을 해 놓고 있지 않고,

다만 인간난자를 동물의 정자로 수정시키는 행위 및 동물의 체세포핵을 인간의 난자에 이식하는 행위, 인간의 배아와 동물의 배아를 융합하는 행위만을 금지하고 있다. 영국에서는 최근 소, 염소, 토끼의 난자에 인간의 DNA를 주입하는 연구를 허용해 줄 것을 인간생식배아청에 요청하였다.[24] 이러한 요청은 체세포복제배아를 만들기 위한 인간난자의 수득이 매우 어렵기 때문에 동물의 난자와 인간의 DNA, 혹은 체세포핵을 결합시킨 '키메라 배아'를 만들어서 해당 연구를 진행하려는 데서 기인한 것이다. '키메라 배아'의 제작은 체세포핵이식복제 연구에 수반되는 난자 추출의 위험성과 여성에 대한 착취의 가능성을 배제하는 대신 인간과 동물의 융합이라는 생물학적 인간정체성에 대한 근원적인 의문을 제기한다. 그러나 인간의 세포를 체내에 가진 누드마우스 등의 동물이 연구용으로 널리 활용되고 있는 오늘날 인간과 동물의 혼합 내지 융합을 통한 생물학적 존재에 대해서는 더 깊은 숙고가 필요하다.[25]

Ⅵ. 최근의 해외 규제동향

1. 미국 NAS지침

미국 국립과학아카데미(National Academies of Sciences: NAS)는

24) 조선일보, 2006.11.8.

25) 이 당시만 해도 국제 과학계는 "Science"에 실린 황우석 박사의 논문을 사실로 믿고 있었다. 체세포핵이식기술에 의한 인간배아줄기세포의 수립이 허구로 돌아간 지금 이 기술에 대해서는 다른 평가가 필요하다.

2005년 줄기세포 연구에 대한 지침을 출간하였다. 국립연구평의회(National Research Concil)의 인간배아줄기세포지침제정위원회(Committee on Guidelines of Human Embryonic Stem Cell Research)에서 제정한 이 지침은 당시의 뜨거운 논쟁거리였던 인간배아줄기세포 연구에 대해 미국의 공식적인 과학연구진흥기구의 입장을 잘 요약하고 있다. 이 지침은 인간배아줄기세포의 원천을 1) 공여받은 잔여 배반포, 2) 공여받은 생식세포로부터 인위적으로 만든 배반포, 3) 체세포핵이식기술(SCNT)을 이용해 만든 배반포로 구분하고 있으며, 줄기세포의 원천과는 무관하게 일반적으로 준수해야 할 사항들을 제시하고 있다.

이 지침에서 가장 핵심적인 역할을 하는 것은 배아줄기세포를 연구하는 모든 기관이 설치해야만 하는 '배아줄기세포연구감독위원회'(Embryonic Stem Cell Research Oversight Committee: ESCRO Committee)이다. 이 기구는 "공중의 대표 및 발달생물학, 줄기세포연구, 분자생물학, 보조생식의 전문가, 인간배아줄기세포 연구의 윤리적·법적 쟁점에 대한 전문가를 포함해야 한다. 이 위원회는 기관심사위원회(IRB)를 대체하지 않으며 오히려 인간배아줄기세포 연구에 의해 제기되는 복잡한 쟁점들로 인해 요구되는 추가적 차원의 심사와 검토를 제공할 것이다."[26)]

이 기구는 기관심사위원회(IRB), 기관동물처우사용위원회(IACUC) 등과 함께 협력하여 배아줄기세포 연구에 수반되는 윤리적 문제들을 감독한다. 이 기구의 역할은 1) 배반포, 생식세포 등을 공

26) Guidelines for Human Embryonic Stem Cell Research, Committee on Guidelines for Human Embryonic Stem Cell Research, National Research Council, 2005 : p.5.

여하는 인간 피험자의 보호, 2) 배아줄기세포와 관련된 연구의 심사, 3) 관련된 연구자의 등록 등을 담당한다. 이 기구의 기능 외에도 이 지침은 1) 배아줄기세포 출처에 대한 철저한 감독, 2) 충분한 정보에 근거한 동의의 보장, 3) 임상시술에 있어서 표준의 준수, 4) 관련된 모든 규제의 준수, 5) 줄기세포은행의 설치와 활용, 6) 배아줄기세포 연구와 관련된 국가 차원의 여론수렴 및 정책기구의 운영 등을 제시하고 있다.

이 지침에 의하면 인간배아줄기세포 연구는 다음 세 가지로 구분된다.

(a) ESCRO 위원회에서 현행 기준에 의한 심사 후 허용되는 연구

- 기존의 암호화되거나 익명의 인간배아줄기세포주를 사용하는 순수한 시험관 내 인간배아줄기세포 연구
- IRB, IACUC 기타 요구되는 심사 증거가 ESCRO위원회에 통보 후 허용

(b) ESCRO 위원회에서 추가 심사와 승인 후 허용되는 연구

- 새로운 모든 인간배아줄기세포주를 수립하려는 연구
- 인간배아줄기세포를 인간 이외의 종의 동물에 주입하는 연구
- 인간배아줄기세포가 추출된 배반포, 배우자, 체세포의 기증자를 식별가능한 정보가 필요한 연구

(c) 현재의 시점에서 허용될 수 없는 연구

- 완전한 인간배아를 14일 이상/ 원시선이 시작되는 시기까지 배양하는 연구
- 인간배아줄기세포를 인간 외의 영장류의 배반포에 주하거나 어떠한 종류든 배아줄기세포를 인간의 배반포에 주입하는 연구
- 인간배아줄기세포가 주입된 동물의 번식

2. ISSCR지침

황우석 스캔들 이후 국제줄기세포연구학회(ISSCR: International Society for Stem Cell Research)는 「인간배아줄기세포 연구수행지침」(Guideline for the Conduct of Human Embryonic Stem Cell Research)을 긴급하게 제정하려는 노력을 하였으며, 지난 6월 토론토에서 열린 4차 총회에서 초안(Draft)을 공개하였다.[27] 이 초안은 아직 완전한 상태는 아니며 이 학회 회원들의 의견을 수렴하는 중이지만, 인간배아줄기세포 연구에 대한 최초의 국제적 가이드라인으로서 그 내용을 참고할 필요가 있다. 이 지침이 나온 배경은 "세계줄기세포허브"의 예에서도 보았듯이 인간줄기세포에 대한 연구는 국제적인 공동연구가 되어가고 있지만 줄기세포 연구에 대한 각국의 규제가 매우 다르기 때문에 어느 정도 합의된 국제적인 규제와 지침이 필요하기 때문이다. 특히 신규 인간배아줄기세포의 수립, 체세포복제배아 연구, 연구결과에 대한 지적재산권과 특허 등의 분야에서는 국제적으로 합의된 규정이 조속히 마련될 필요가 있다.

---

27) ISSCR, Guidelines for the Conduct of Human Embryonic Stem Cell Research, Draft 06-30-06. http://www.isscr.org/index.htm.

이 초안은 복제배아줄기세포 연구를 수행할 때 고려해야 할 원칙들을 다음과 같이 제시하였다. 즉, 가능한 연구와 가능하지 않은 연구의 범주를 정하였고, 연구 수행을 위해 지켜야 할 책임을 제시하였으며, 줄기세포연구감독위원회(Stem Cell Research Oversight Committee: SCRO)의 감독과정을 거쳐 승인된 연구만을 수행할 것을 명시하였다. 이 줄기세포연구감독위원회의 기능과 역할은 미국 국립과학아카데미의 지침에서의 ESCRO의 역할과 동일하다. 또한 원재료의 획득을 위한 지침과 줄기세포은행의 기능, 그리고 국제적 공동연구와 ISSCR의 역할 등을 담고 있다. 이 초안의 대부분의 내용은 미국 국립과학아카데미의 줄기세포 지침을 따르고 있지만, 난자공유문제에 있어서는 이 지침보다 좀 더 개방된 입장을 취하는데, 예컨대 난자공여에 있어서 SCRO가 검토한 보상을 인정하기 때문이다. 이 외에도 세부적인 부분에서 약간의 차이가 나는 것들이 있다.

이 초안은 연구자와 연구기관, 각국이 인간배아줄기세포 연구를 진행함에 있어 공통적으로 준수할 수 있는 국제적인 연구지침인 반면 실제적인 법적 구속력은 각 연구가 행해지는 국가나 지역의 범위를 넘어서지 못하는 한계를 가진다.

Ⅶ. 우리나라 줄기세포 연구, 어떻게 할 것인가?

1. 체세포복제배아 연구

황우석 스캔들 이후 우리나라의 체세포복제배아 연구는 뿌리부터 큰 타격을 받았다. 일부 연구자들이 이 연구를 재개하고 싫어 하지만 황우석 박사에게 돌아간 국민적 성원과 국가적 지원은 앞으로는 더 이상 가능하지 않을 것이다. 그리고 「생명윤리 및 안전에 관한 법률」 개정 작업에서도 체세포복제배아 연구를 허용할지에 대해서 국가생명윤리심의위원회의 공식적인 입장이 아직 정리되고 있지 않은 상태이기도 하다.

하지만 이러한 여러 장애에도 불구하고 이 분야의 연구를 재개하여야 한다는 주장이 있으며 그 근거는 다음과 같다. 첫째, 비록 줄기세포의 수립까지는 이르지 못했지만 인간의 난자와 체세포핵을 이용하여 분열 가능한 배아를 배반포까지 만드는 기법은 이미 완성단계에 있으며, 비록 황우석 박사의 2004년 연구가 '처녀생식'에 의한 것으로 판명되었다 해도 2005년 영국 연구팀의 성공은 이를 증명하고 있다. 배반포 단계에서 내세포괴를 꺼내어 줄기세포를 만드는 것은 재료와 시간의 문제일 것으로 생각된다.

두 번째, '원천기술'에 대한 논의는 별개로 하더라도 적어도 우리나라에서 이런 일을 할 만큼의 경험과 기술, 연구진을 확보하고 있음은 사실이다. 이 분야에서의 국제적 경쟁이 상징적인 가치 이외의 어떤 의미가 있는가에 대해서는 현 단계에서 속단하기 어렵기는 하지만, 영국이나 스페인, 미국과 같은 나라에서 이러한 연구를 진행한다 할 때 이를 먼저 달성하는 것은 과학계의 사기나 국가적 자긍심의 차원에서 긍정적인 효과가 있을 수 있다. 그리고 우리나라는 「생명윤리 및 안전에 관한 법률」을 통해 이러한 종류의 연구를 규제할 수 있는 하부구조를 갖추고 있으며 일부 국가들처럼 이러한 연구를 원천적으로 금지하고 있지 않다.

세 번째, 비록 '치료복제' 혹은 '환자맞춤형 줄기세포'가 현

단계에서는 불가능한 일이지만, 체세포복제배아 연구를 해야 하는 의학적, 과학적 근거들은 여전히 남아 있다. 대표적인 것이 선천성 난치병의 병태생리와 발병기전을 규명하는 연구로서 이러한 환자들의 체세포핵을 난자에 이식하여 줄기세포를 만들 수 있다면 이 줄기세포들은 선천성 질환의 발병기전을 규명하는 매우 좋은 연구재료가 될 수 있고, 현 단계에서는 이러한 줄기세포를 다른 방법으로 만들 수 없다.

네 번째, '배아파괴'와 관련된 생명윤리문제는 여전히 논란의 핵심으로 남아있지만 '배아의 도덕적 지위'나 '연구목적 사용 가능성'에 대해서는 나라마다 혹은 문화마다 다른 관점을 가지고 있다. 영국 등 유럽의 일부 국가들 그리고 중국과 일본을 비롯한 동아시아 국가들이 이러한 종류의 연구에 대해 허용적인 분위기를 가지고 있는 것은 사실이며, '배아의 파괴'가 윤리적으로 바람직하지는 않더라도 이를 꼭 원천적으로 금지해야 하느냐에 대해서는 의견이 분분하다. 게다가 '체세포복제배아'의 도덕적 지위에 대해서는 일반 '수정란' 혹은 배아와 동일하다는 견해와 그렇지 않다는 견해가 여전히 맞서고 있다. 이러한 논의들을 종합하면 체세포복제배아 연구를 조심스럽게 허용하여야 한다는 주장도 가능할 것이다.

그러나 아이러니칼하게도 국제적으로 체세포복제배아 연구에 찬물을 끼얹은 것은 바로 황우석 박사 본인이었다. 이 스캔들은 공명심에 사로잡힌 과학자가 윤리적으로 민감한 연구를 진행하였을 때 일반적으로 받아들여지는 각종 규범과 절차를 어떻게 무시할 수 있는가를 단적으로 보여주었기 때문에 이러한 종류의 연구를 허용해야 한다는 입장에서도 선뜻 그러한 주장을 강력하게 하기 어렵게 만든 결과를 초래하였다. 그리고 2천여

개가 넘는 신선한 젊은 여성의 난자를 사용하였고 세계적인 수준의 복제경험과 기술을 가지고 있으면서도 황우석 팀이 줄기세포 수립에 실패한 것은 과연 이 연구가 실현될 수 있는 가능성이 있기는 한 것인가에 대한 근본적인 회의를 불러일으켰다. 당분간은 어떤 연구자나 연구기관도 합법적인 방법으로는 그러한 수의 신선한 인간난자를 구할 수 없을 것이기 때문에 이러한 회의론 역시 충분한 근거가 있어 보인다. 또 체세포복제배아 연구가 인간개체복제를 촉발할 것이라는 우려 역시 다시 등장하게 되었는데 황우석 스캔들을 통해 특정 국가나 집단 혹은 어떤 과학자가 어떤 목적을 위해서라면 일반적인 규범과 윤리를 무시하고 상상하기 힘든 일을 저지를 수 있다는 가정이 현실로 드러났기 때문이다. 그리고 IRB 등 일반적인 절차와 규범을 무시한 난자채취와 그로 인한 피해자들의 존재는 생명과학 연구에 수반되는 여성의 건강권에 대한 관심을 국제적으로 불러일으켰으며, 그 결과 연구에 사용되는 난자의 수급을 더욱 힘들게 만들기도 하였다.

따라서 현 시점에서 '체세포복제배아 연구'를 재개하는 것은 일단 성급한 것으로 보인다. 합리적인 해결책은 충분한 연구결과와 이를 통한 사회적인 합의가 이루어질 때까지는 당분간 이러한 종류의 연구를 유보하는 것이다. 그리고 체세포복제배아 연구를 재개하기 위해서는 다음 몇 가지의 조건이 만족되어야 한다. 첫째, 동물실험, 특히 인간과 근접한 영장류 등의 실험을 통해서 영장류에게서 복제배아를 만들고 그로부터 줄기세포를 수립하는 기술이 증명되어야 한다. 우연에 의해서가 아니라 주어진 난자로부터 상당한 비율로 줄기세포를 수립할 수 있는 기술을 발전시켜야 한다. 두 번째, 이미 수립된 배아줄기세포에 대한 연구를 통해서 배아줄기세포의 배양, 성장, 분화 등에 대한 충분한 지식을 축적해야 한다. 특히 세포의 성장과 분화에 따른 유전자 표지자(marker)와 세포생리에 대한 연구가 있어야 한다. 그러한 지식을 통해서 체세포복제배아 연구가 의학과 생명과학 연구에 진정으로 가치가 있을 것이라는 확신이 생겨야 한다. 세 번째, 인간의 난자를 얻을 수 있는 안전한 방법을 확립해야 한다. 연구목적의 난자기증은 현 시점에서는 그 이익과 피해를 비교하였을 때 개별 여성에게 미치는 피해가 지나치게 크다. 따라서 시험관아기 시술과정에서 사용하고 남는 난자나 질병치료를 위해 적출된 난소로부터 얻는 난자 등을 사용할 수 있도록 관련 기술과 규정을 정비해야 한다. 마지막으로 체세포복제배아 연구재개에 대한 결정은 사회적인 공론화와 합의과정을 통해서 그 필요성이 사회 전반에 충분히 수긍이 되었을 때 이루어져야 하며, 일부 과학자나 특정 집단의 일방적인 주장에 의해 좌우되어서는 안 될 것이다.

2. 줄기세포 연구 종합계획으로 본 줄기세포 연구의 방향

2006년 5월 29일 정부는 "생명공학종합정책심의회"를 열고 향후 10년간 4,300억원을 지원하는 "줄기세포 연구 종합계획"을 심의, 승인하였다. 줄기세포 종합계획은 황우석 스캔들로 타격을 받은 국내 줄기세포 연구를 재정비하여 21세기 생명과학 연구에서 선진국에 뒤쳐질 수 없다는 의지를 담고 있다. 이 계획에서는 줄기세포 연구분야에서 우리나라의 강점은 인간배아줄기세포를 다수 확보하고 있으며, 우수한 인력이 있고 정부와 산업체의 의지가 있다는 것이며, 약점은 줄기세포 DB와 관련 인프라, 그리고 실험동물의 원활한 공급 등이 미흡하다는 것으로 나타났다. 따라서 1단계(2006-2011)에서는 연구자들이 안정적으로 줄기세포를 활용할 수 있는 국가 차원의 줄기세포 은행을 설립하고, 기업 및 연구자들의 공동 활용이 가능한 임상시험용 세포치료제 생산시설(GMP시설)을 구축하며, 실험동물에 대한 수요를 만족시키기 위해 실험동물센터 및 영장류 연구 인프라를 구축하고 기술컨설팅 센터를 설립, 운영하며 필요한 전문인력을 양성하려는 계획을 가지고 있다. 2단계(2011-2016)에서는 배아줄기세포주/ 성체줄기세포 은행을 운영하고 공적으로 지원하며 세포치료제 생산시설을 설립하고 전임상 시험을 위해 양질의 SPF 영장류 시설을 갖추고 질병 모델을 만들며 지적재산권 및 기술보호를 위한 컨설팅 센터를 운영하고자 한다. 아울러 생명윤리 분야에서는 연구자에 대한 교육을 강화하고 생명윤리 연구센터와 줄기세포 연구 커뮤니케이션 센터를 운영하며 법적, 제도적 인프라를 개선하고 언론계 및 시민을 대상으로 하는 홍보와 커뮤니케이션을 강화하는 것을 계획의 골자로 하고 있다.

이 계획은 결국 인간에의 임상적용을 궁극적인 목표로 하여 국가적 역량을 통합하여 줄기세포 연구를 지원할 수 있는 각종 인프라를 구축하여 개별 연구자들의 연구역량을 끌어올리고 연구에 수반되는 윤리적, 법적, 제도적 문제들을 용이하게 해결하고자 하는 것이다.

그러나 가톨릭교회를 비롯한 종교계 일각에서는 여전히 배아줄기세포 연구를 원천적으로 반대하고 있고, 황우석 스캔들로 인하여 이러한 종류의 연구에 대한 일부 시민사회단체의 시각이 여전히 곱지 않은 가운데 거대한 예산이 장기적으로 투입되는 대규모 국가사업을 통제할 만한 탁월한 리더십이 없다[28]는 사실은 이 계획의 달성 여부에 대해 의문을 품게 만든다. 이 분야의 연구자들은 배아, 성체, 동물 등 연구주제에 따라 의학, 수의학, 생명과학, 약학, 축산학 등으로 산재되어 있으며 이해관계가 반드시 동일하지도 않다. 그리고 배아줄기세포 및 제대혈줄기세포 연구의 핵심은 병원과 의과대학이라 할 수 있으나, 대학병원의 경영이 날로 어려워지는 가운데 연구에 집중할 만한 역량을 확보하는 일이 점점 어려워지고 있으며, 의학계에 대한 지원, 특히 세포생물학이나 발생학, 세포생리학 등 이 분야의 연구를 성공적으로 추진하기 위해 반드시 필요한 기초의학에 대한 지원이나 기초의학의 인프라가 크게 부족한 것도 이 분야의 성공을 확신하지 못하게 하는 하나의 원인이다.

3. 결 론

세계적으로 '재생의학'에 대한 관심이 여전하고, 동물실험을 통해 파킨슨병이나 척수마비 등 난치병의 치료 가능성에 대한 희망이 보이는 가운데 국가 차원에서 줄기세포 연구를 완전히 포기할 수는 없을 것이다. 그러나 국민적 기대와 희망이 한낱 물거품으로 돌아간 지금, 우리는 우리 생명과학계, 특히 줄기세포 연구계의 현실을 냉정하게 돌아보아야 한다. 결국 우리가 가진 것은 여러 불임치료센터에서의 실무를 통한 생식세포와 배아

---

28) 황우석은 어쨌든 줄기세포 연구 분야에 대한 국민적 관심을 촉발하고 정부의 지원을 집중하게 하여 결과적으로 국내에서 이 분야의 성장에—그리고 마찬가지로 추락에도— 공헌하였다. 앞으로 그와 같은 탁월한 "정치-과학자(politician-scientist)"는 아마도 나오지 않을 것이다. 현대 과학 연구에서 국가적 프로젝트를 지휘할 만한 과학-행정가, 혹은 과학-정책가는 반드시 필요한데 황우석은 그러한 인재의 양성에도 부정적인 영향을 끼쳤다.

조작의 경험, 고되고 따분한 생명과학 연구에 매진하였던 젊은 연구인력, 그리고 갑작스럽게 팽창한 연구비와 이를 바라고 달려든 몇몇 과학자들에 불과했다. 줄기세포 연구를 위해서는 매우 튼튼한 생물학의 기초가 필요하다. 그러나 세포생물학, 발생학, 세포생리학, 세포유전학 등을 전공하는 전문가는 국내에 그리 많지 않으며, 이들이 외부의 영향과 무관하게 묵묵히 꾸준하게 연구할 수 있는 환경도 존재하지 않았다. 유전공학이니 BT니 하는 화려한 선전의 그늘에서 정작 그 기초가 되는 학문은 거의 뿌리내리지 못하고 있었던 것이다. 때문에 수의생식학자인 황우석 박사가 갑자기 줄기세포 연구의 대가로 대접을 받는 일이 전혀 이상하게 여겨지지 않았다. 그런 가운데 지난 '국민의 정부' 시절부터 정부는 21세기의 새로운 성장 동력으로 IT의 뒤를 이은 BT산업을 몰아붙였다. 이는 다음과 같은 문제점을 안고 있었는데, 하나는 BT산업 중에서도 줄기세포 연구는 당장 부가가치를 내거나 산업적인 효용이 있는 것이 결코 아니며, 오히려 기초생물학 연구에 가까운 것인데 이 분야의 국내 인프라가 현저하게 열악하다는 사실을 무시하였고, 또 줄기세포 등 생명과학 연구를 위해서는 예민한 각종 쟁점에 대한 윤리적, 법률적, 제도적 뒷받침이 필수적인데도 이에 전혀 무지했다는 점이다. 사실 이는 정부의 탓만도 아니며 한국사회 전반의 지적 취약성과 학문적 천박성에도 기인한 바가 크다. 덧붙여 인권에 대한 몰이해와 생명에 대한 경시도 빼놓을 수 없다.

삼풍백화점 붕괴 사고처럼 황우석 스캔들도 우리의 부끄러운 자화상을 적나라하게 드러내주었다. 외면적으로는 OECD 회원국이 되었지만 그 내실은 이렇게 형편없이 모자란 것이었다. 어찌 보면 황우석 박사는 이런 진실을 우리에게 직면하게 함으로써 역설적으로 이 나라의 수준을 한 단계 끌어올리는 단초를 제공한 공헌을 하였다. 그 단초를 어떻게 엮어나가느냐는 앞으로의 과제이다. 당장의 성과에 급급하지 말고 학문의 기초부터 착실히 다져나가야 하며, 특히 생물학 분야에서는 더욱 그러하다. 이를 위한 예산의 지원을 아깝다고 생각한다면 그건 먼 미래를 내다보지 못하는 단견이다. 생명윤리에 대한 관심과 지원 역시 빼놓을 수 없으며, 이는 생명과학 연구의 중요한 인프라이자, 뿌리가 되는 토대로서 지속적으로 강조되어야 한다.

[2] 줄기세포 연구의 윤리성 준수와 감독: 세포응용연구사업단 윤리위원회의 활동을 중심으로

김 옥 주* · 최 은 경**

Ⅰ. 21세기 생명의과학연구와 윤리

21세기의 생명의과학 연구는 눈부신 발전을 이루어 인류의 질병의 문제를 해결하고 보다 더 나은 건강을 약속한다. 20세기 후반기부터 시작된 첨단 생명과학연구의 발전으로 인간수명이 증가하였으며 많은 질병에 대한 치료가 가능해졌다. 지금까지의 성과로 볼 때, 21세기의 생명의과학 연구는 이전에 볼 수 없는 속도로 상당한 과학의 발전이 예견된다. 하지만 생명의과학의 발전은 이에 수반하는 여러 가지 사회적인 우려와 관심을 낳게 되었다. 20세기의 과학 지식의 사용에 대하여 인류의 우려가 현실화된 대표적인 예는 2차세계대전 말기의 나치 인체실험과 원자폭탄의 발명과 그 사용이다. 의학연구를 하기 위해 조직적으로 자행된 반인륜적인 대규모 인체실험은 '허용가능한 의학연구'에

* 서울대학교 의과대학 교수.
** 서울대학교 의과대학 의사학교실 석사과정.

대한 국제적인 강령을 채택하게 하였으며, 세계적인 과학자들이 참가한 맨해튼 프로젝트를 통해 만들어진 원자폭탄의 투하는 과학연구의 목적과 그 결과물의 사용에 대해서 과학자 사회와 인류에게 논쟁과 깊은 성찰의 주제를 남겼다. 과학연구의 거시적인 방향에 대해 과학자들과 시민들은 깊은 고려를 하지 않았고, 과학연구 결과의 사용에 대해서도 논쟁이나 민주적인 논의가 이루어지지 않았던 것이다.

21세기를 앞둔 시점인 1999년 헝가리 부다페스트에서 과학자들이 채택한 <과학지식의 사용과 과학에 관한 선언>은 과학적 지식의 생산과 사용에 대하여 민주적으로 모든 사회가 알아야 하고 그 과학의 결과로 초래될 문제에 대해서 사회적으로 논의와 논쟁이 있어야 함을 강조하고 있다.[1] 21세기의 과학연구에는 과학자 사회와 정책 결정자들이 과학지식의 사용과 과학발전 방향에 대하여 민주적인 토론과 논의의 과정을 통해서 대중의 신뢰를 획득하고 과학에 대한 지원을 강화해야 한다는 것이다. 이를 위해서 이 과학자 모임은 과학자들뿐만 아니라 자연과학자들, 사회과학자들 모두가 참석하고 그리고 사회 제 분야의 합동연구와 노력이 중요함을 역설하고 있다.

국제사회와 과학자 공동체는 생명의과학 연구의 자유와 과학기술 발전에서 유래한 이익의 중요성을 인식하는 동시에 그러한 연구와 발전이 인간의 존엄성, 권리 그리고 기본권으로서의 자유를 존중하며 국제적으로 합의된 윤리원칙을 기반으로 수행되어야 한다는 인식을 공유한다. 2005년 유네스코의 「생명윤리

---

1) Declaration on Science and the Use of Scientific Knowledge (Budapest, Hungary, 1999) http://www.unesco.org/science/wcs/eng/declaration_e.htm [2007.3.28. 방문].

와 인권에 관한 선언」은 과학자의 윤리원칙의 준수를 강조하고 있다.[2] 생명의과학 연구가 초래할 윤리적인 문제, 사회적인 문제, 문화적인 문제, 법적인 문제, 성의 불평등과 관련된 문제, 공중보건과 관련된 문제 등은 앞으로 계속 검토되어야 한다. 과학자 사회뿐 아니라 다양한 학문분야가 포함하는 학제간 연구로 검토되어야 하며, 사회 안에서 민주적으로 논의되어야 한다. 과학연구활동과 그 연구를 통해 얻어진 지식의 사용은 인류의 복지와 평화의 증진이 목적이 되고 인류의 존엄과 권리를 존중하며, 현재 세대뿐만 아니라 미래 세대에 대한 책임을 그 안에 포함하고 있어야 한다.

Ⅱ. 줄기세포 연구윤리 동향

1. 줄기세포 연구윤리에 대한 국제적 합의수준

줄기세포 연구는 21세기의 재생의학의 새로운 패러다임을 제공할 첨단연구 분야로 주목을 받고 있다. 동시에 21세기의 어떤 첨단연구에 못지않게 줄기세포 연구는 세계적으로 뜨거운 윤리논쟁을 불러일으켰으며, 국제적인 합의에 도달하기에는 아직도 요원해 보인다.[3] 설사 같은 나라 국민이라고 해도 개인이나 집단의 종교, 신념, 문화에 따라서, 그리고 성별(gender)에 따라 줄

2) UNESCO, Universal Declaration on Bioethics and Human Rights, http://portal.unesco.org/en/ev.php-URL_ID=31058&URL_DO=DO_TOPIC&URL_SECTION=201.html [2007.3.28. 방문].

3) 박은정 외, 세계각국의 줄기세포 연구정책과 규제, 세창출판사, 2005.

기세포에 대한 인식과 태도는 다르다.[4] 줄기세포 중에서도 배아줄기세포가 가장 거센 논쟁의 초점이 되나, 줄기세포의 종류 뿐 아니라 연구방법에 따라서도 다양한 윤리문제가 제기된다. 미국의 경우 연방정부 차원에서 배아줄기세포 연구를 지원하지 않으나 각 주마다 배아연구에 관한 규제와 법률이 달라서 여러 지역의 연구자들이 참여하는 공동연구를 수행할 때에도 법적, 윤리적인 고려를 하여야 한다.

현재 국제적으로 합의된 사항은 '인간개체복제에 대한 금지'이다. 2005년 8월 유엔의 「인간복제에 관한 선언」(Declaration on Human Cloning)에서는 인간개체복제를 포함한 모든 형태의 인간복제를 금지하기로 구속력이 없는 결의를 하였다.[5] 질병치료관련 연구를 위한 복제라고 할 수 있는 소위 '치료복제'(therapeutic cloning)에 대한 입장이 상이하여 나라마다 이 결의안에 대해 찬성(84개국), 또는 반대(34개국) 및 기권(37개국)을 하였지만, 이 결의안이 준비되는 과정을 보면, 어느 곳에 표를 던졌든지 간에 모든 나라들이 인간복제에 대해 명백한 반대를 하는 것은 사실이다. 따라서 인간복제를 시도하는 어떠한 종류의 연구도 허용하는 나라가 없다.

'인간개체복제에 대한 반대' 이외에 현재까지 명시적으로 나타난 국제적 합의(consensus)는 없다. 나라마다 (1) 체세포복제배아 연구를 포함하여 배아줄기세포연구를 허용하는 나라, (2) 체

4) UNESCO, The Use of Embryonic Stem Cells In Therapeutic Research, http://portal.unesco.org/shs/en/file_download.php/64b74abda57372bdc22570b42c1718f1StemCells_en.pdf [2007.3.28. 방문].

5) United Nations, Press Release GA/10333, 2005.8.3. http://www.un.org/News/Press/docs/2005/ga10333.doc.htm [2007.3.28. 방문].

세포복제배아는 허용하지 않으나 시험관수정(IVF)으로 생성된 배아 중 임신목적으로 사용되고 남은 잔여 배아만을 기증받아 연구하는 배아줄기세포 연구를 허용하는 나라, (3) 체세포복제배아는 허용하지 않으나 (2)의 잔여 배아와 더불어 난자 및 정자를 기증받아 연구목적으로 생성된 배아를 이용한 연구를 허용하는 나라, (4) 배아를 이용한 연구는 허용하지 않으나 다른 나라에서 이미 확립된 배아줄기세포주를 이용한 연구만을 허용하는 나라, (5) 어떠한 종류의 배아줄기세포 연구도 허용하지 않는 나라, (6) 법이나 지침에 아무런 규정이나 명시가 되어 있지 않는 나라 등으로 분류할 수 있다. 법에 명시가 되어있지 않은 경우는 암묵적인 승인이 될 수도 있고 그렇지 않을 수도 있다. 21세기의 연구는 다국가·다기관 연구로 가는 추세인데 배아줄기세포 연구에 대한 다양한 법과 규제는 다국가 연구일 경우에 복잡한 문제를 야기할 수 있다. 예를 들어 한 나라에서 적법하게 수립된 줄기세포를 수입하여 다른 특정한 나라에서 연구하는 것이 불법이 되는 상황이 벌어질 수 있는 것이다. 미국의 경우에는 각 주마다 법이 다르기 때문에 어떤 주에서는 합법인 연구가 다른 주에서는 불법이 된다. 이러한 상황이 줄기세포를 연구하고자 하는 연구자나 이를 지지하고 지원하는 집단(group)에게는 적지 않은 어려움이 될 수 있다. 따라서 배아줄기세포 연구를 수행하는 연구자들과 그 기관은 대 사회적 책임성을 제고하고 준법을 하기 위해 연구 수행과정에서 세심한 주의를 기울이게 된다.

배아줄기세포 연구의 법적 허용 여부에 대해 국제적인 합의가 없다고 할지라도 배아줄기세포의 연구윤리에 대한 느슨한 형태로 구성된 최소한의 국제적 합의가 없는 바는 아니다.[6] 선도적으로 배아줄기세포를 허용하는 나라나 이를 수행하고자 하는 그룹은 가능하면 법적으로 엄격한 관리와 규제하에 연구를 수행하여야 함을 강조한다.[7] 배아연구를 허용한다고 할지라도 '수정 후 14일이 지난 배아 또는 원시선이 나타난 배아에 관한 연구'에 대해서는 금지해야 한다는 것과 인간과 동물의 잡종을 만드는 연구는 금지하는 것이 국제적인 합의이다. 또한 어떤 형태로든 인간배아줄기세포를 연구하기 위해서는 국제적으로 인정될 수 있는 연구윤리의 원칙과 규칙 및 지침을 명확히 준수하여야 한다는 것이다. 그 핵심적인 내용으로는 생식세포, 체세포, 배아 기증자 및 연구대상자(피험자, human subject)로부터의 충분한 설명에 근거한 동의(informed consent)를 구하는 것과 연구진으로부터 독립된 기구로부터 연구의 윤리성과 과학성에 대해 심의와 감독(oversight)을 받는 것이다.[8] 생식세포 기증자에 대한 배상 및 지불(payment)에 관해서는 연구허용을 주장하는 그룹 내부에서도

---

6) Daley GQ. et al., "The ISSCR Guidelines for Human Embryonic Stem Cell Research," Science (2 February 2007): Vol. 315. no. 5812, pp. 603 - 604.
http://www.sciencemag.org/cgi/reprint/315/5812/603.pdf?ijkey=hRFSpYU6eU.GQ&keytype=ref&siteid=sci [2007.4.2. 방문].

7) 영국의 경우 다음 배아연구에 관한 규정과 현황을 참조할 것.
http://www.hfea.gov.uk/en/372.html. 미국의 경우 미국학술원의 2005년도 지침 Guidelines for Human Embryonic Stem Cell Research, Committee on Guidelines for Human Embryonic Stem Cell Research, National Research Council. (May 2005).
http://www.nap.edu/catalog.php?record_id=11278#toc. [2007.4.2. 방문], 그리고 이 지침의 2007년도 개정판은 다음을 참조할 것. 2007 Amendments to the National Academies' Guidelines for Human Embryonic Stem Cell Research.
http://books.nap.edu/catalog.php?record_id=11871 [2007.4.2. 방문].

8) ISSCR, Guidelines for the Conduct of Human Embryonic Stem Cell Research, December 21, 2006.
http://www.isscr.org/guidelines/ISSCRhESCguidelines2006.pdf [2007.4.2. 방문].

논쟁이 있으나, 어느 쪽이든지 사전에 IRB 등의 심의 및 감독을 받아야 하며 어떤 경우에라도 기증을 하도록 부당한 영향을 행사할 만큼의 금액이어서는 안 된다는 점에서는 일치하고 있다. 배아줄기세포 연구를 둘러싸고 많은 논쟁이 있었으며 앞으로도 진행될 것이기에 20세기까지의 인간대상 의학연구의 윤리감독기구인 IRB의 기준보다 더 전문화된 심의기구의 심의를 받도록 하고 있다. 이는 배아줄기세포 연구 자체의 허용 여부에 대해 세계 시민의 합의가 이루어지지 않은 상황이므로 적어도 연구를 수행한다면 "투명하고, 윤리적이며, 책임 있는 과학연구가 이루어질 수 있도록 인간줄기세포 연구에 대한 타당한 고려와 적절한 감독을 시행할 것을 요구하는 것"이다.[9)]

2. 국내 줄기세포 연구윤리 법정책

인간배아줄기세포와 관련된 우리나라의 법정책은 2005년 1월 1일부터 시행하게 된 「생명윤리 및 안전에 관한 법률」(이하 '생명윤리법'이라 칭함)에 따라서 배아의 생성과 인간배아줄기세포 연구를 규율하는 것으로 시작되었다. 태어날 아이들의 복지와 가족의 가치를 중시하여 인공생식술과 배아생성을 1990년부터 관리하던 영국에 비해, 우리나라는 생명윤리법 이전에는 인공생식술과 배아에 관한 법률이 전무하였고 실제적인 관리도 이루어지지 않았다. 현실적인 법 시행을 위한 정부 내 전문인력 및 관리감독기관, 그리고 연구기관 내의 감독관리 기구 등 인프라가 구축되지 못한 채 법이 시행되었으나, 여러 가지 문제와 한계에도 불구하고 생명윤리법은 국제적인 합의 수준에 일치하는 몇 가지

9) 위의 글, 2면.

점에서는 법적 규제장치를 창출하였다. 인간개체복제 금지와 인간과 동물의 잡종을 만드는 연구의 금지 및 원시선이 나타난 배아에 관한 연구 금지가 그것이다. 현실성의 문제로 연구윤리에서 논쟁이 되고 있는 피험자의 보상이나 지불 문제에 대해서는 가장 보수적인 입장을 취하였다. 즉 정자, 난자 등의 생식세포의 기증자에 대한 일체의 반대급부 제공을 금지하여 금전적 유인에 의한 기증의 요소를 차단시켰다. 또한 국가생명윤리심의위원회 및 기관생명윤리위원회의 설치와 심의도 규정하였다.

동법은 체세포핵이식복제배아를 예외적인 경우에 허용할 수 있게 하였고, 사실상 잔여 배아를 줄기세포 연구목적으로 사용하는 것을 허용하였다. 배아줄기세포 연구의 허용여부에 대해서 우리 사회의 이해당사자와 각 계층의 의견이 일치되지 않고 합의에 기초하여 도출된 사항이 아니었으므로, 이후에 지속적으로 문제제기가 되었다. 생명윤리법은 영국처럼 엄격한 관리하에 배아의 사용을 정당화할 수 있을 만큼 타당하고 중요한 연구목적으로만 배아연구를 허용하는 것으로 되어 있다. 그러나 2005년 이후 법 시행 과정과 황우석 스캔들에서 드러났듯이 이 법은 제대로 구현되지 못하였다. 연구자와 연구기관이 자발적으로 광범위하게 연구윤리를 준수하는 문화와 이를 감독하는 기반이 구축되지 않은 상황에서, 법적으로 강제하는 벌칙조항이 붙은 경직된 규율은 연구자나 기관에게 생명윤리의 문제를 규범의 차원이 아닌 문서로 처리하는 행정상의 문제로 인식하게 하였던 것이다.

3. 줄기세포 연구에서 윤리위원회의 역할

유네스코의 「생명윤리 및 인권에 관한 선언」에 의하면 생명의과학 연구는 그로 인해 발생할 수 있는 윤리적인 문제를 다양한 관점과 시각을 가진 사람들이 평가하고 지침을 제공할 수 있도록 다분야가 참여한 다원적이면서도 독립적인 윤리위원회가 설립되고, 증진되며, 지원되어야 한다.[10] 무엇보다도 윤리위원회는 연구계획에 관한 윤리적, 법적, 과학적, 사회적 문제들을 평가하고, 연구의 윤리적 문제에 대해 자문을 제공한다. 또한 해당 과학기술개발을 평가하고, 권고를 내리며, 문제에 대한 지침 마련에 기여한다. 또한 윤리위원회는 생명윤리에 관한 교육과 대중의 이해를 위한 토론을 장려하여야 한다. 이러한 윤리위원회의 역할은 인간배아줄기세포와 같은 첨단 생명과학연구에서 더욱 중요하게 된다.

국제줄기세포학회(ISSCR)의 「인간배아줄기세포 연구수행지침」은 인간줄기세포 연구와 이 연구가 의학발전에 기여할 가능성에 대해 투명하고 진실한 태도로 사회와 의사소통하고 대중을 교육할 의무를 연구자에게 요구하고 있다. 연구자와 윤리위원회는 줄기세포 연구로부터 오는 이익이나 성공에 대한 환상을 조장하지 않고, 환자가 충분한 인식 없이 인간줄기세포 연구의 실험대상으로 나서는 것을 방지하도록 연구의 윤리성을 준수하고 연구의 전 과정을 감독할 의무가 있다.[11] 윤리위원회는 줄기세포연구의 새로운 발전과 그 응용 가능성, 그로 인해 발생할 수 있는 윤리적인 문제를 사회에서 적절한 방법으로 논의하는 역할 또한 담당한

10) UNESCO, Universal Declaration on Bioethics and Human Rights, http://portal.unesco.org/en/ev.php-URL_ID=31058&URL_DO=DO_TOPIC&URL_SECTION=201.html. 제19조 [2007.3.28. 방문]

11) ISSCR, Guidelines for the Conduct of Human Embryonic Stem Cell Research, December 21, 2006. http://www.isscr.org/guidelines/ISSCRhESCguidelines2006.pdf [2007.4.2. 방문].

다. 현재 생명의과학의 발전으로 가능하게 된 복제, 유전자 재조합 기술, 생식세포와 줄기세포 관련 과학기술은 현재 존재하는 인류 뿐 아니라 앞으로 올 미래의 세대에게도 미칠 영향이 적지 않다. 따라서 연구에 동의하지 않는 사람들을 포함하여 다양한 의견을 공정하고 책임있게 수렴할 수 있도록 윤리위원회가 제 역할을 할 때 우리 사회에 논의 구조와 문화가 정착될 수 있다.

배아연구를 허용하는 국가의 예를 보거나 국제적인 권고나 지침 등의 기준을 볼 때, 배아연구는 그 윤리적인 문제를 지속적으로 평가하고 연구의 윤리성 준수를 감독할 수 있는 법 정책과 체계하에서 과제별로 심의를 거쳐서 허용된다. 우리나라는 2005년 생명윤리법이 발효되기 이전부터 인간배아줄기세포 연구를 대규모로 국가에서 지원하였는데, 세포응용연구사업단(이하 '사업단'으로 칭함)이 그 예이다. 사업단 윤리위원회는 국내 관련 법체계가 마련되지 않은 상황에서 연구가 수행됨에 따라 첨단 생명과학연구에 대한 국제 사회의 요구에 근거하여 구성되었다.

Ⅲ. 세포응용연구사업단 윤리위원회의 구성과 활동

1. 설립 배경 및 목적

(1) 배 경

2002년 9월 세포응용연구사업단의 설립과 동시에 정관을 통해 세포응용연구사업단 윤리위원회 설치를 의무화한 것이 윤리위원회의 시작이다. 윤리위원회 설치 및 운영은 실질적으로는 세포응용연구사업단의 정책지정 과제 "세포응용연구 관련 윤리프로그램 개발"의 수행형태로 이루어졌고, 과제 책임연구자가 윤리위원회 단장을 겸하는 형식을 띠게 되었다.

"세포응용연구 관련 윤리프로그램 개발" 정책과제의 목표는 다음과 같다. 하나는 세포응용연구사업에서 수행하는 과제들이 윤리적 관점에서 수용 가능한 방법으로 연구될 수 있도록 제반 연구지침과 규정, 윤리교육 프로그램 및 연구성과물을 개발하는 것이다. 이를 위하여 윤리위원회를 설치, 사업단에서 지원하는 연구과제들의 연구계획서 및 연구수행과정의 윤리성을 검토, 심의하는 역할을 수행토록 하였다. 또한 정책과제를 통해서는 윤리위원회 활동의 바탕이 되는 연구지침과 윤리강령, 연구심의기준을 마련하는 한편, 연구자의 윤리성 진작을 위한 교육 및 홍보 프로그램을 개발, 수행하도록 하였다.

그러나 세포응용연구사업단에서만 사업 출발부터 윤리위원회를 개설한 것은 아니었으며 과학기술부에서 동시적으로 추진한 '21세기 프론티어 연구개발사업'의 '인간유전체기능사업단' 역시 유전체 연구에 대한 자체적인 ELSI(ethical legal social implication) 프로그램을 구동하였다. 이는 한국에서도 과학기술 개발 초기부터 과학기술의 윤리적, 법적, 사회적 문제를 검토하고 사회적 합의점을 모색해 나가는 일부터 연구의 윤리성 담보를 위한 지침 마련 등의 구체적인 작업에 이르기까지 폭넓게 요청되는 일들을 수행하기 위한 것이었다. 미국이 대규모 인간유전체연구(Human Genome Project)를 수행하면서 과학연구가 가져올 문제들을 비판적으로 검토하고 바람직한 방향으로 연구의 방향과 정책을 수립하기 위하여 전체 연구비의 1-3% 이상을 생명공학기술의 사회적, 윤리적, 법적 영향을 평가하는 연구에 의무적으로 할당하기 시작한 이래, 첨단 과학연구에 수반되는 ELSI연구가 관례로 자리잡아 왔고, 우리나라도 이를 모델로 한 것이다. 서방 선진국의 ELSI 연구는 1900년대 초에 싹트기 시작한 유전학이 1920년대와 30년대의 우생학(eugenics)에 연결되었으며 그 우생학의 맥락이 현대 유전학과 닿아 있다는 사실과, 우생학은 서방세계의 각종 우생학 정책과 나치 정권의 인종말살정책으로 이어졌던 냉엄한 역사적 사실에 근거한 것이었다.[12] 첨단 생명과학연구가 사회에 미칠 영향에 대해서 인문, 사회, 법, 윤리 등 여러 학문분야의 사람들이 다학제적인 연구를 수행함으로써 과학연구의 내적 논리를 뛰어넘어 총체적이며 비판적으로 조망할 필요성에 대한 사회적 합의가 20세기 말에 이루어진 것이다.

사업단의 출발과 동시에 윤리위원회가 정책적으로 마련된 데에는 줄기세포연구의 경우 특히 그 윤리적 논란이 국내외로 계속 확대되고 있고 쉽게 합의점이 만들어지지 않은 배경이 존재한다. 사업단이 수행할 줄기세포 관련 연구에는 인체로부터 시료를 획득하여 이로부터 줄기세포주를 수립하는 연구와 더불어 수립된 줄기세포주를 이용하는 연구 등 다양한 연구들이 포함된다. 여기에는 기본적으로 인간유래조직에 대한 동의의 문제, 조직 기증자의 권리문제, 개인 프라이버시 문제 등을 낳고 실험동물의 연구윤리문제, 인간 피험자의 안전 및 윤리문제 등 다양한 윤리문제들이 얽혀 있게 된다. 더구나 인간의 '배아'를 이용하여 줄기세포주를 수립하는 연구는 배아의 도덕적 지위를 둘러싼 생명윤리논쟁을 야기하였고, 체세포복제기술을 이용한 줄기세포 연구의 임상적 효용성에 주목하면서 인간복제 문제에까지 윤리적 문제가 확대되어 왔다.

---

12) Daniel J. Kevles, In the name of eugenics: genetics and the uses of human heredity, (Berkeley : University of California Press), 1986.

선진국에서도 일찍이 줄기세포 연구의 임상적 가능성과 의과학 연구에서의 큰 가치에 주목하였으나 윤리적 논란이 쉬이 합의되지 않았다. 줄기세포 연구에 대한 사회적 합의를 마련하기 위한 방안들이 각 국가별로 검토되었으나 국가마다 '인간복제'와 '배아의 도덕적 지위'에 대한 합의 지점들이 매우 달랐기 때문에 이에 대한 대응방안 역시 다양할 수밖에 없었다. 줄기세포 연구의 국제적 윤리지침이나 규제 합의가 최근까지 만들어지고 있는 상황이며 배아줄기세포와 성체줄기세포의 윤리적 대처방안이 다르게 전개되고 있다. IRB 제도가 안착되어 있는 국가에서는 주로 연구기관 차원에서 연구의 윤리성을 심의하며 영국과 같이 생식세포의 감독 및 감시가 철저한 국가에서는 정부기구 HEFA가 배아 연구기관의 실사 및 감독 역할을 수행하는 형태로 연구감시가 이루어진다. 미국의 경우 국가생명윤리자문위원회(National Bioethics Advisory Committee: NBAC) 등에서 국가 줄기세포연구 심의 및 감독위원단(National Stem Cell Oversight and Review Panel)을 두어 모든 배아줄기세포연구를 사전 심의하고 지속적으로 감독하며, 때마다 새로 제기되는 윤리적·사회적 문제에 대하여 검토하도록 권고하였으며, 국립학술원(National Academy of Science: NAS)에서는 최근 2005년도 지침을 통해 배아줄기세포 연구기관은 모두 독자적인 '배아줄기세포 연구감독위원회'를 설치하도록 권고하였다. 한편 미국 캘리포니아 주나 영국에서는 줄기세포은행에 대한 윤리성 감시기구를 마련함으로써 중앙 차원에서 줄기세포에 대한 효율적인 감시 및 관리를 수행하고 있다. 그러나 한국의 줄기세포 연구의 윤리성 감시는 이러한 기관심의위원회가 정착되거나 관련 법안이 마련된 상황에서 시작된 것이 아니었다. 따라서 사업단의 윤리위원회는 시작 초기부터 각 기관심의

위원회의 역할도 함께 수행하면서 법안 마련 이전 줄기세포연구 관련 규제와 지침부터 마련해야 했었다. 더불어 연구행위의 윤리성 진작을 위해 줄기세포 연구자들에게 기관 IRB 위원에게 줄기세포 관련 연구윤리 교육 및 홍보업무 또한 윤리위원회의 몫이었다.

(2) 목　　적

세포응용연구사업단 윤리위원회의 설치 당시 목적은 이와 같은 제반 상황 및 필요에 맞닿아 있다. 즉, 생명윤리 및 안전관련 법률이 제정되어 이에 따른 정부연구지침이 마련될 때까지 줄기세포 연구사업이 인간의 존엄성을 침해하지 않고 생명윤리를 준수하며 연구의 안전을 확보할 수 있도록 함으로써 줄기세포 연구개발이 건전한 발전으로 나아가도록 하는 것에 그 목적을 두었다. 이를 위하여 윤리위원회는 사업단의 지원을 받는 연구의 윤리성을 사전 심의를 통해 검토하며, 연차별로 지속 심의를 수행하여 연구감독의 의무를 다하고, 사업단 내 윤리지침 및 강령을 검토, 제정하는 작업과 더불어 연구자 교육 홍보 프로그램 개발 등을 수행하여 왔다.

사업단 윤리위원회가 운영내규에서 정한 심의, 수행하는 사항은 현재 다음과 같다.

- 사업단의 과제 선정시 제출된 연구계획서의 윤리적 타당성 검토
- 사업단 내 연구과제 중에서 윤리적·사회적으로 심각한 영향을 미칠 수 있는 연구의 허용 여부 및 그 범위에 관한 사항
- 사업단 내 윤리강령과 연구지침 제정에 관한 사항
- 사업단 내 연구진에 대한 연구윤리 교육에 관한 사항
- 연구와 관련된 피험자(피험자, 환자, 배아·태아조직·성체조직·유전정

보 등의 제공자)로부터 적절한 동의서 확보 여부에 관한 사항
- 연구와 관련된 피험자(피험자, 환자, 배아·태아조직·성체조직·유전정보 등의 제공자)의 안전, 개인정보 보호 및 피해보상에 관한 사항
- 사업단장이 심의를 요청하는 사항
- 기타 위원장이 부의하는 사항

2. 위원회의 구성 및 연혁

(1) 구 성

사업단 윤리위원회는 사업단장이 위촉하는 위원장 1인을 포함한 10인 내외의 위원으로 구성하도록 되어 있다. 위원으로는 생명과학과 의과학 분야의 전공자는 물론, 생명윤리 및 안전문제에 있어 사회일반의 공익을 대변할 수 있는 다양한 사람들이 연령과 성별의 치우침 없이 포함되도록 규정하고 있으며, 위원장은 사업단의 윤리프로그램 개발과제를 연구책임자로서 수행하도록 하고 있다.

이 원칙에 따라 2002년 10월 사업단 정책지정과제 선정에 따른 연구사업을 시작하면서 동시에 윤리위원회 위원들이 선임되었다. 첫 윤리위원회 위원들은 박은정 당시 이화여자대학교 법과대학 교수를 위원장으로 하여 문신용 사업단장을 비롯하여 황우석 박사, 이공주 교수, 김계성 교수를 비롯한 생명과학자, 구영모 교수, 김옥주 교수 등의 생명윤리학자, 박병상 박사 등의 시민단체 대표자들이 고루 윤리위원회에 참여하는 형태를 갖추었다. 해당 위원 중 황우석은 1단계 3차년도까지 활동하였고 이후에는 임정묵 교수가 대신하게 되었다.

연구의 심의는 윤리위원회 전체 회의를 통해 이루어지게 되며 이 때 신속심의를 제외하고는 윤리위원회 위원의 과반수가

참석해야 회의가 성립되는 것으로 간주하였다. 윤리위원회 개최 이전에 1차 심의자가 연구계획서 전체를 회의 전까지 검토하여 지정된 양식에 각 과제에 대한 평가를 기재하도록 하였으며 정식 회의시에는 1차 심의 내용과 계획서의 요약을 근거로 검토하여 최종 결정이 이루어지도록 하였다.

1단계: 지정된 1차 심의자

- 정책 1, 2과제 및 배아 과제 : 김계성 위원, 권복규 연구원(자문인)
- 성체과제 : 구영모 위원, 김옥주 위원
- 동물과제 : 박병상 위원

2단계: 지정된 1차 심의자

* 배아분야 심의 : 김계성, 구영모

* 성체분야 심의 : 김옥주, 임정묵, 박병상

그 밖에 윤리위원회는 그 운영 및 활동에 있어서 독립성을 유지하고 효율적인 운영을 위하여 간사위원 1인을 두며, 심의대상인 연구에 관여하는 위원은 해당 연구와 관련된 심의에 참여하지 못하도록 규정하였다. 위원회는 심의를 위해 필요한 경우에 사업단장 또는 연구책임자에게 자료의 제출 또는 보고를 요구할 수 있고, 사안에 따라 특정분야 전문가를 자문위원으로 두어 자문을 구할 수 있게 하였다.

(2) 연　　혁

2002년:

- 10월 윤리위원회 위원 선정

- 윤리위원회 운영 세칙 및 연구계획서 심의기준 확정
- 세포응용연구사업단 신청과제 윤리성 심의, 결과 통보

2003년:

- 연구계획서 심의세부사항 확정
- 2002년 줄기세포 과제 윤리성 검토에 대한 종합평가
- 2차년도 연구계획서 윤리성 1차 심의에 대한 보완 심의 결과와 1차년도 심각한 미준수(H 교수 미준수건)에 대한 후속조치 검토

2004년:

- 황우석/문신용 교수팀의 '체세포핵이식을 통한 인간배아 줄기세포 확립'에 대한 질의응답
- 1단계 제3차년도 연구계획서 심의 및 재심의, 계속과제 후속조치에 대한 검토
- 2005년 2단계 연구과제 윤리성 심의기준에 대한 검토 (배아분야는 보건복지부 전문위원심의와 기관 IRB 심의를 고려하여 윤리위원회에서는 윤리적 문제를 개괄적으로 검토)
- 배아분야와 성체분야 줄기세포 연구과제 심의, 결과 통보
- 세포응용연구사업단 줄기세포연구윤리지침(안)을 검토, 제출

2006년:

- 2차년도 연구과제 성체 및 동물줄기세포 연구과제 윤리성 지속심의(생명윤리법 발효에 따라 배아줄기세포 연구과제를 제외한 성체 및 동물줄기세포 연구과제에 대해서만 개별심의를 하기로 결정)

3. 연구계획의 사전심의

(1) 심의절차

세포응용연구사업단에 접수된 연구과제는 심의를 위한 충분한 사전 검토를 위해 1차심의를 받게 된다. 초기 심의, 지속 심의, 심각한 또는 지속적인 비준수에 대한 검토 등에 대해 1차심의를 받게 된다. 보고된 1차심의 내용을 근거로 윤리위원회는 해당 연구과제에 대해 '승인', '조건부승인', '보완후재심의', '부결', '승인된 연구의 중지 또는 보류' 등의 결정을 내리며 심의를 위해 필요한 경우 사업단장 또는 연구책임자에게 자료의 제출 또는 보고를 요구할 수 있도록 하였다.

윤리위원회 위원장과 간사는 심의내용에 대한 기록(종합평가서 등)과 회의록을 작성하고 이를 15일 이내에 서면으로 사업단장에게 제출 보고하며 해당 연구과제의 개별 신청자들에게 심의결과를 개별적으로 통보하게 되며, 그 절차는 <그림 1>과 같다.

〈그림 1〉 세포응용연구사업단 윤리위원회 심의절차 및 진행

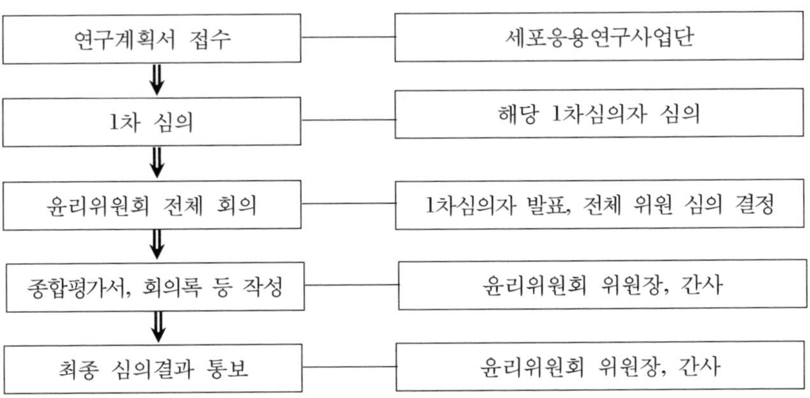

윤리위원회는 ① 신속보고된 이상 반응, ② 최소위험 이하의 연구 또는 1년 이내에 승인된 연구의 사소한 변경, ③ 연구종료 보고, ④ 심의결과에 따라 보완되어 제출된 계획서 등에 대해 신속심의를 수행하게 된다. 신속심의는 윤리위원회 위원장이 위원 중에서 지목하는 1인 또는 복수의 위원으로 이루어질 수 있으며, 신속심의위원회는 검토대상에 대한 윤리위원회의 모든 권한을 가진다. 단 계획서의 승인불가는 신속심의가 아닌 정규 윤리위원회에서만 승인불가의 결정을 내릴 수 있다.

(2) 심의원칙

세포응용연구사업단 연구과제에 대해서 윤리위원회는 생명윤리법이 발효되고 줄기세포연구윤리지침이 마련되는 2단계 1차년도 전까지 「인간 배아의 생산 및 이용에 관한 일반원칙」 및 「연구계획서의 형식적 기준에 대한 원칙」으로 심의하였다. 또한 인간 줄기세포 연구의 임상적용 시도는 식품의약품안전청이 정하는 생물학적 제제의 안전성/유효성 심의기준 및 KGCP(의약품임상시험관리기준)를 준수하고 식품의약품안전청의 허가를 얻도록 하였다.

이 중 「인간 배아의 생산 및 이용에 관한 일반원칙」은 인간 배아의 생산 및 이용에 대한 연구책임자의 연구관리에 대한 내용이다. 여기에는 줄기세포 연구를 목적으로 인간 배아를 생산하는 것을 금지하고 치료복제, 종간 세포융합을 통한 인간 배아의 생산을 금하는 등 현행 생명윤리법보다 엄격한 기준을 적용하였다. 또한 「연구계획서의 형식적 기준에 대한 원칙」에서는 인간 전분화능 줄기세포 연구와 성체줄기세포, 동물줄기세포로 연구를 분류하고 배아나 조직 제공자와의 동의 여부나 동의의 내용,

IRB의 심의 및 승인자료 등이 주된 심의 항목이었다. 1단계에서 윤리위원회가 적용한 구체적인 심의기준은 <표 1>과 같다.

생명윤리법이 발효된 2단계 이후 기관 IRB와 보건복지부 전문위원과 심의내용이 중복되게 된다. 이에 성체줄기세포 연구과제에 보다 집중적으로 심의가 이루어지는 등 심의내용에 약간의 변화를 겪게 된다. 또한 생명윤리법 발효 이후에 설치가 의무화된 기관 IRB의 심의결과를 존중하는 방향으로 심의하였고 연구자들이 IRB 심의를 받도록 독려하였다.

〈표1〉 세포응용연구윤리위원회 연구계획서 심의기준

<table>
<tr>
<td>세포응용연구윤리위원회
연구계획서 심의기준

1. 인간 배아의 생산 및 이용에 관한 일반원칙

1) 연구책임자는 배아를 사용한 연구와 관련하여 연구관리지침의 준수 여부에 관한 책임을 진다.
2) 줄기세포 연구를 목적으로 인간 배아를 생산하는 것은 금지한다.
3) 연구에 공여되는 배아는 불임치료 목적으로 체외수정 방법을 통해 생산된 것으로서 냉동 보관된 배아 중 보관 기간이 5년 이상 경과된 폐기 예정인 잔여 냉동 배아이어야 한다.
4) 폐기 예정인 배아를 연구목적으로 사용(공여)하기 위해서는 반드시 배아 제공자에게 배아 제공 및 해당 연구목적에만 이용한다는 서면동의를 받아야 한다.
5) 연구에 공여될 배아는 금전적 또는 이와 유사한 보상을 전제로 제공된 것이 아니어야 한다.
6) 줄기세포 확립목적으로 사용 승</td>
<td>B. 확립된 인간 전분화능 줄기세포를 이용하는 연구의 유의사항

인간 전분화능 줄기세포를 이용하여 분화, 이식 등의 연구를 수행하고자 하는 경우에는 아래의 내용을 준수하여야 한다.

(1) 연구계획서 제출시 고려사항

1) 이 지침에서 정하는 줄기세포 연구의 유의사항을 준수한다는 확약
2) 확립된 줄기세포 제공자(기관)으로부터 무상 또는 실비에 따른 줄기세포 등의 제공 확약서
3) 줄기세포의 특성, 연구 계획서 등 소속기관 IRB의 요구에 따라 제출된 심의/승인 자료.(IRB 승인 조건 등이 포함된 승인 공문 사본 포함)

나. 인간 성체줄기세포 연구

인간 성체줄기세포란 태생 이후의 인간 성체 각 조직으로부터 유래한</td>
</tr>
</table>

인을 받은 배아는 다른 연구목적으로는 사용할 수 없다.

7) 연구책임자는 배아의 사용 및 줄기세포 확립에 관련하여 연구 진행 상황을 기록하고 보존하며, 소속기관 IRB 및 사업단 윤리위원회 등 연구의 유관 관리기관(기구)의 요구가 있을 경우 이를 제시하여야 한다.
8) 치료복제, 종간 세포융합을 통한 인간 배아의 생산 및 이를 사용한 줄기세포 확립 연구는 금지한다.

2. 연구계획서의 형식적 기준에 대한 원칙

가. 인간 전분화능 줄기세포 연구

인간 전분화능 줄기세포(Pluripotent Stem Cells)란 인간 배아의 내부세포괴(Inner cell mass)로부터 유래된 배아줄기세포(Embryonic stem cells)와 태아 생식선의 원시생식세포(Primordial germ cells)로부터 유래된 인간 생식선줄기세포(Embryonic germ cells)를 총칭하는 말로서, 자기 증식과 인간 조직의 모든 세포로 분화가 가능한 세포주를 말한다.

인간 배아 보유기관은 불임치료를 목적으로 배아를 생산하는 기구와 배아를 이용하여 줄기세포를 분리, 확립하는 기구를 분리시켜야 한다.

A. 인간 전분화능 줄기세포 분리, 확립 및 세포은행 연구의 유의사항

인간 전분화능 줄기세포 분리 및 확립에 배아를 사용할 경우 아래의 내용을 준수하여야 한다.

(1) 연구계획서 제출시 고려사항

1) 이 지침에서 정하는 줄기세포 연구의 유의사항을 준수한다는 확약
2) 조직 제공자의 서면동의서 양식 및 동의취득 절차에 대한 기술
3) 줄기세포 분리/연구 계획서, 서면동의서 등 소속 기관 IRB의 요구에 따라 제출한 심의/승인 자료(IRB 승인조건 등이 포함된 승인공문 사본 포함)
4) 공여받은 조직을 이용한 연구의 경우는 제공자(기관)의 연구관련 조직/세포 등을 무상 또는 실비에 따라 제공한다는 확약서

(2) 서면동의의 내용

1) 조직 등은 세포치료를 목적으로 줄기세포의 분리로 연구에 이용될 것임을 명시
2) 인간 조직 제공자의 개인 신상의 정보는 이 지침이 정하는 바에 의해서 누출되지 않을 것임을 명시
3) 분리, 확립된 줄기세포는 연구를 위하여 장기간 동안 보존될 것임을 명시
4) 줄기세포의 연구결과가 상업적으로 활용될 수 있음과 이 경우에도 제공자에게는 금전적 또는 이와 유사한 보상이 없음을 명시
5) 줄기세포의 연구는 조직 제공자에게 직접적인 의료 혜택을 제공하는 것이 아님을 명시
6) 조직은 동의서에 명시된 연구내용과 다른 연구 목적으로 이용되지 않을 것임을 명시
7) 해당연구는 모든 연구과정 및 계획서 등이 IRB 등의 심의/승인을

구의 유의사항을 준수한다는 확약
2) 배아 제공자의 서면동의서 양식 및 동의취득 절차에 대한 기술
3) 인간 배아로부터 전분화능 줄기세포의 분리에 사용하는 연구방법의 요약
4) 줄기세포의 분리/연구 계획서, 배아제공자의 서면동의서 양식 등 소속기관 IRB에 제출한 심의/승인 자료(IRB 승인조건 등이 포함된 승인 공문 사본 포함).

(2) 서면동의의 내용

1) 배아는 세포치료연구를 목적으로 줄기세포의 분리를 연구에 이용될 것임을 명시
2) 인간 배아 제공자의 개인 신상 정보는 이 지침이 정하는 바에 의해서 누출되지 않을 것임을 명시
3) 분리, 확립된 줄기세포는 연구를 위하여 장기간 동안 보존될 것임을 명시
4) 줄기세포의 연구결과가 상업적으로 활용될 수 있음과 이 경우에도 제공자에게는 금전적 또는 이와 유사한 보상이 없음을 명시
5) 줄기세포의 연구는 배아 제공자에게 직접적인 의료 혜택을 제공하는 것이 아님을 명시
6) 배아는 동의서에 명시된 연구내용과 다른 연구목적으로 이용되지 않을 것임을 명시
7) 해당연구는 모든 연구과정 및 계획서 등이 IRB 심의/승인을 거쳐 이루어짐을 명시

거쳐 이루어짐을 명시

다. 인간 줄기세포연구의 임상 적용 연구

세포대체요법(Cell Replacement Therapy)을 포함하는 인간 줄기세포 연구의 임상적용 시도는 생물학적 제제의 임상시험에 준한다. 이는 식품의약품안전청이 정하는 생물학적 제제의 안전성/유효성 심의기준 및 KGCP(의약품임상시험관리기준)에 의거하여 식품의약품안전청의 허가를 획득하여야 한다. KGCP(의약품임상시험관리기준) 해당연구는 모든 연구과정 및 계획서 등이 IRB 및 사업단 윤리위원회 등 연구의 유관 관리기관의 심의/승인을 거쳐 이루어짐을 명시하고 그 기준에 합당하게 진행하여야 한다.

라. 실험동물에 대한 윤리적 취급

기존의 동물실험관련 윤리규정에 의한다.

(3) 심의내용 및 결과

가. 1단계 과제 심의

세포응용연구사업 1단계(2002.10~2005.3) 지원과제는 '기반기

술개발 단계'와 관련된 과제로서 선정된 연구과제들은 총괄 27개 과제, 세부 45개 과제이었다. 2003년에 7월에 세부과제가 조정되었고 2004년에는 4개 세부과제가 신규과제로 선정되었다. 따라서 세포응용연구사업 1단계 지원과제는 도합 27개 총괄과제, 59개 세부과제로 구성되었다.

2002년도에는 배아과제(총괄 5개 과제, 11개 세부과제)와 정책 1, 2 과제(총괄 2개 과제)에 대해 김계성 위원과 권복규 연구원(자문인)이 1차심의를 하였고, 성체과제(총괄 15개 과제, 25개 세부과제)에 대해서는 구영모 위원과 김옥주 위원이, 동물과제(총괄 4개 과제, 6개 세부과제)는 박병상 위원이 1차심의를 맡았다. 2003년도에는 2차년도 연구과제(26개 총괄과제, 세부 53개 과제)들의 연구계획서에 대한 1차심의와 2차심의(보완심의, 22개 총괄과제, 43개 세부과제)가 이루어졌다. 2004년에는 연구과제들(26개 총괄과제, 54개 세부과제) 중 1개 총괄과제와 2개 세부연구과제가 종료되었으므로 총 25개 총괄과제, 52개 세부과제에 대한 지속심의와 2004년도 신규 세부과제 4건에 대한 심의가 있었다.

각 연도별로 심의된 분야별 과제 수는 <표 2>와 같다.

〈표 2〉 1단계 각 연도별 연구과제 분야별 심의건수

	2002년도 총괄 / 세부	2003년도 총괄 / 세부		2004년도 총괄 / 세부
		1차 심의	2차 심의	
정책지정	2 / 2	2 / 6	2 / 5	1 / 4
배아줄기	5 / 11	5 / 14	5 / 12	5 / 14
성체줄기	15 / 25	15 / 26	15 / 26	15 / 26
동물줄기	4 / 6	4 / 8	-	4 / 8
신규과제	-	-	-	0 / 4
총	26/44	26/54	22/43	25/56

총 59개 세부과제 중 2002년에 사전심의에서 승인으로 분류된 과제는 총 7개였다. 그 외 조건부 승인이 36개 과제, 보완 후 승인이 1개 과제였다. 2003년에는 1차 심의에서 총 11개 과제만이 승인으로 분류되었고, 2차 심의(보완심의) 결과를 보면 15개 과제에 대해서는 승인을, 28개 과제에 대해서는 조건부승인을 판정하였다. 15개 승인 과제는 보완을 충실히 하여 승인을 받았다. 조건부승인 판정을 받은 28개 과제 중 13개 과제는 불충분한 보완자료로, 15개 과제는 지적사항에 대한 무응답으로 인하여 조건부승인 판정을 받았다. 2004년에는 승인을 받은 과제는 13건에 불과하였고, 상당수 과제들이 2차년도 지적사항을 보완하지 않았고 연구계획에 대한 IRB 지속심의가 필요하였다. 1단계 사업의 각 연도별 심의결과는 <표 3>와 같다.

〈표3〉 각 연도별 심의결과

<table>
<tr><td colspan="4">● 2002년 최종판결 (44개 세부과제)</td></tr>
<tr><td colspan="2">승 인</td><td colspan="2">7</td></tr>
<tr><td colspan="2">조 건 부 승 인</td><td colspan="2">36</td></tr>
<tr><td colspan="2">보 완 후 승 인</td><td colspan="2">1</td></tr>
<tr><td colspan="2">불 승 인</td><td colspan="2">-</td></tr>
<tr><td colspan="4">● 2003년 최종판결</td></tr>
<tr><td colspan="2">1차 심의 (54개 세부과제)</td><td colspan="2">2차 심의 (43개 세부과제)</td></tr>
<tr><td>승 인</td><td>11</td><td>승 인</td><td>15</td></tr>
<tr><td>조 건 부 승 인</td><td>42</td><td>조 건 부 승 인</td><td>28</td></tr>
<tr><td>보 완 후 승 인</td><td>1</td><td>보 완 후 승 인</td><td>-</td></tr>
<tr><td>불 승 인</td><td>-</td><td>불 승 인</td><td>-</td></tr>
<tr><td colspan="4">● 2004년 최종판결 (56개 세부과제)</td></tr>
<tr><td colspan="2">승 인</td><td colspan="2">13</td></tr>
<tr><td colspan="2">조 건 부 승 인</td><td colspan="2">41</td></tr>
<tr><td colspan="2">보 완 후 승 인</td><td colspan="2">2</td></tr>
<tr><td colspan="2">불 승 인</td><td colspan="2">-</td></tr>
</table>

윤리위원회의 심의에 따라 권고된 1단계의 각 사업별 후속조

치사항을 유형별로 비교해보면 <그림 2>와 같다. 주로 피험자 동의서, 해당 기관의 IRB 승인, 표준운영지침서(SOP)를 갖추었는지 등에 대해 후속조치가 필요하다고 판단되었다. 이 중 해당 기관의 IRB 승인조건을 갖추지 않은 연구계획서가 가장 많았다. 생명윤리법 발효 이후에야 각 기관마다 IRB 제도를 본격적으로 설치, 운영하기 시작하였으며 이 당시에는 IRB 제도가 제대로 정착이 안 된 상황이었다. 이에 기관 IRB 승인 없이 연구계획을 진행하는 경우, 혹은 차후에 IRB 승인을 약속하는 경우 등이 매우 많았다. NIH와 같은 선진국의 정부출연 연구기관에서는 연구 계획 계약 이전에 IRB 승인을 필수적으로 요구하고 있어 사업단에서도 모든 연구책임자들에게 2004년 연구과제 제출 전에 충분한 시간을 두고 IRB 검토를 받도록 통보하도록 하였으나 생명윤리법 발효 이전에는 '권고' 사항에 그칠 수밖에 없었다.

〈그림 2〉 1단계 윤리위원회 권고 후속조치 사항

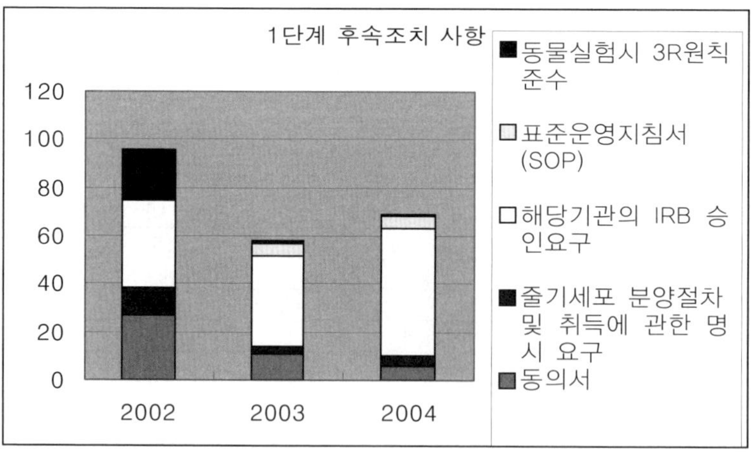

나. 2단계 과제 심의

2단계(2005.4~2008.3) 지원과제는 '핵심기술개발 단계'와 관련된 과제로서 정책분야 3개 과제, 배아분야 23개 과제, 성체분야 33개 과제(30개 단독과제, 1개 총괄과제, 2개 세부과제)가 제2단계 연구사업과제로 선정, 통보되었다. 2005년도에는 이 중 총 59건(정책 3건, 배아 23건, 성체 33건)에 대한 윤리위원회의 사전심의가 있었다. 2005년 1차 심의 소위원회에서 배아분야는 김계성, 구영모 위원이, 성체분야는 김옥수, 임성묵, 박명상 위원이 나누어 심의를 하고 윤리위원회 제2차 회의에서 보고, 심의를 확정지었다. 10월에는 승인을 받지 못한 56개 과제에 대한 재심의 및 보완심의가 있었다.

2006년도에는 「생명윤리 및 안전에 관한 법률」의 시행에 따라 배아줄기세포 연구과제는 기관생명윤리심의위원회(IRB) 승인과 보건복지부의 승인을 받아야 하는 만큼, 앞으로 사업단 윤리위원회는 배아줄기세포 연구과제를 제외한 성체 및 동물줄기세포 연구과제에 대해서만 개별심의를 하기로 결정하였다. 따라서 2차년도 연구과제 중 성체줄기세포 분야 27개 단독과제, 1개 총괄과제, 2개 세부과제 및 배아줄기세포 분야 1개 단독과제를 심의하였다. 2단계의 각 년도별 심의과제 총 개수와 분야별 개수는 <표 4>와 같다.

〈 표 4〉 2단계 각 년도별 연구과제 분야별 심의건수

	2005년도	2006년도
	심의대상(단독/총괄/세부)	심의대상(단독/총괄/세부)
정책지정	3/0/0	0/0/0
배아줄기	23/0/0	1/0/0
성체줄기	30/1/2	27/1/2

2005년 1차 심의한 총 59개 과제 중 1차심의 결과 3건만이

승인으로 분류되었으며, 20건이 조건부승인, 36건이 보완후승인으로 분류되었다. 10월에 승인으로 분류되지 않은 56개 과제에 대한 보완심의 결과 16건이 조건부승인으로, 2건이 보완후 승인으로, 3건이 심의유보로 재분류되었다. 조건부승인으로 재분류된 과제 중 대부분은 IRB 승인서 등 보완서류를 갖추지 않았고 보완후승인으로 재분류된 과제는 동의서 형식을 갖추지 않은 과제들이었다. 2006년에는 성체분야 28건과 배아분야 1건을 지속심의 하였고, 심의한 총 29개 과제 중 19건이 승인, 7건이 조건부승인, 3건이 보완후승인으로 분류되었다. 2단계 각 년도별 심의결과는 <표5>와 같다.

〈표5〉 2단계 각 년도별 심의결과

<table>
<tr><td colspan="4">● 2005년 최종판결</td></tr>
<tr><td colspan="2">1차 심의 (59개 세부과제)</td><td colspan="2">2차 심의 (56개 세부과제)</td></tr>
<tr><td>승 인</td><td>2</td><td>승 인</td><td>35</td></tr>
<tr><td>조 건 부 승 인</td><td>20</td><td>조 건 부 승 인</td><td>16</td></tr>
<tr><td>보 완 후 승 인</td><td>36</td><td>보 완 후 승 인</td><td>2</td></tr>
<tr><td>불 승 인</td><td>-</td><td>심 사 유 보</td><td>3</td></tr>
<tr><td colspan="4">● 2006년 최종판결 (총 29개 과제)</td></tr>
<tr><td colspan="2">승 인</td><td colspan="2">19</td></tr>
<tr><td colspan="2">조 건 부 승 인</td><td colspan="2">7</td></tr>
<tr><td colspan="2">보 완 후 승 인</td><td colspan="2">3</td></tr>
<tr><td colspan="2">불 승 인</td><td colspan="2">-</td></tr>
</table>

2단계의 각 사업별 후속조치사항을 유형별로 비교해 보면 <그림 3>과 같다. 배아줄기세포 분야는 생명윤리법이 발효된 이후임에도 전반적으로 IRB 사전동의가 없었으며, 성체줄기세포 분야 역시 IRB 사전 승인이 전반적으로 없었고, 동물 사용시 3R원칙 준수 여부가 확인되지 않았다. 성체줄기세포 분야의 경

우 피험자로부터 직접 줄기세포를 추출하는 경우 피험자 동의서가 갖추어져야 하고 이미 만들어진 줄기세포를 이용하는 경우에도 역시 IRB 승인을 증빙해야 하나 이를 제대로 갖추지 않은 과제들이 많았다. 윤리위원회에서는 보완후승인 판정을 다수 내림으로써 미비한 부분에 대한 강한 권고를 하는 동시에 SOP가 제대로 갖추어지지 않은 기관에게는 IRB template를 제공하는 등의 방안을 강구하기도 하였다.

〈그림 3〉 2단계 윤리위원회 권고 후속조치 사항

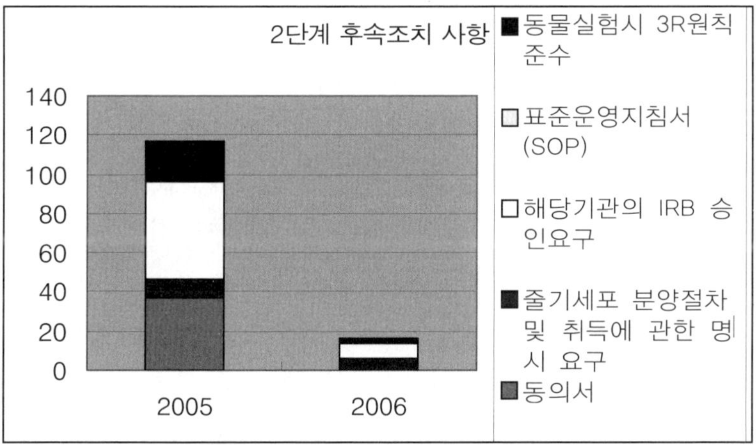

4. 연구의 지속적 감독

세포응용연구사업단 윤리위원회는 위험에 따라 주기를 정하여 1년에 1회 이상 지속적으로 심의를 하도록 규정해 두고 있다. 즉 모든 연구계획서의 윤리위원회 승인은 1년간 유효하며, 그 이상 경과할 수 없다. 심의의 주기 역시 피험자에게 미칠 수 있는 위험의 정도에 따라 적절히 정하도록 되어 있다. 이는 연구자가 지적사항을 충실히 보완하였는지 확인하는 보완심의와는 별도로 이루어지며 연차별로 연구계획이 새로이 변경되거나 계획변경으로 피험자에게 새로운 위험 부과가 발견되는 경우 등을 미리 방지하기 위해서이다.

그러나 지난 세포응용연구사업단 1단계 과제의 경우에는 1차 심의결과 지적된 사항조차 보완하지 않는 과제들이 많았다. 1차년도 윤리위원회 심의에서 조건부승인으로 판정된 36개 과제의 경우 다음 해 2차년도 심의 때까지 지적된 사항을 보완하여 제출한 연구자가 한 건도 없었다. 1건의 보완후승인의 경우에는 보완사항을 충족시켜서 제출하지 않아 실제적으로는 윤리위원회의 승인이 나지 않은 상태에서 1차년도 연구가 수행되었다. 이에 대해 윤리위원회는 윤리위원회의 결정에 대한 연구자들의 미준수 상황에 대해 우려를 표하며 1차년도 연구결과보고서에 윤리위원회의 지적사항에 대하여 책임연구자들이 취한 후속 조치 등에 관하여 반드시 기술할 것을 요청하였다. 또 조건부승인 과제에 대해서 당장에 불이익을 주지 않도록 하되 주의조치를 하고 결과보고서에서 윤리위원회의 결정에 대한 조처와 그 이유를 밝히고 2차년도에 준수를 확약하도록 하며, 보완후승인 과제에 대해서는 2차년도에 일정 정도 불이익을 반영하도록 하였다. 그리고 '줄기세포 분양절차 및 취득에 관한 명시'를 요구받은 과제들에 대해 "물질양도각서"를 모든 연구자들이 쓰고 있으므로 앞으로 이것에 명시하는 것으로 대체하였고, '실험동물 윤리 및 안전에 대한 대책'을 요구받은 과제들에 대해서도 앞으로 명시하는 것으로 대체가능하도록 하는 등 방침을 바꾸었다. 또한 동의서 미취득 27개 과제들에 대해서는 심의내용이 <동의서양식>에 대한 심의임을 연구자에게 설명하고 연구자들이 자신의 필요에 따라 쉽게 일부는 변경할 수 있는 동의서 양식을 웹 사이트를 통해 제공하도록 하였다. 그러나 3차년도에도 역시 지속심의 결과 20개 세부과제들이 2003년 2차심의 지적사항을 보완하지 않은 것으로 드러났고, 상당수 과제들은 연구계획에 대한 IRB 지속심의를 받지 않았다. 이 중 기관 내 IRB가 없어 IRB 승인을 받을 수 없는 과제가 대략 전체의 3분의 1에 해당하였다. 이에 따라 기관내 IRB가 없는 연구계획서에 대해서는 사업단 윤리위원회에서 IRB 역할을 대신하는 방법, 계속 후속조치를 이행하지 않는 과제에 대해서는 3차년도 과제 승인을 철회하는 방법, 윤리위원회 심의 가이드라인을 보강하는 방법들이 강구되었다.

이러한 연구자들의 지적사항 미준수라는 문제는 2단계에 접어들면서 조금씩 개선된 모습을 보인다. 1단계 2차년도에서 사전심의시 승인받지 않은 과제 총 43개 중 보완사항을 이행하여 재심의 후 승인으로 재판정 받은 과제 수가 15개로 35%에 그쳤으나, 2단계 1차년도에서는 총 53개 대상과제 중 35개가 승인으로 재판정 받아 65%로 상승되었다. 이는 부족하나마 IRB 제도가 정착되기 시작하고 윤리위원회의 활동사항들이 1단계의 시행착오 끝에 연구자에게 공유되기 시작한 데에 따른다고 보여진다. 그러나 1단계에서는 조건부승인 판정 후 3차심의까지 보완서류를 제출하지 않아 미준수 과제로 분류된 과제 역시 14개에 달하였고, 이는 2005년에 민주노동당 정책위원회에서 지적된 바 있다.

5. 연구자 교육

세포응용연구사업단 윤리위원회는 세포응용연구 관련 윤리프로그램 개발과제 연구진과 협의하여 사업단 내 연구진을 대상으로 연구윤리 및 안전 교육을 워크숍, 세미나 등의 형태로 수행하고 있다. 세포응용연구사업단 윤리프로그램의 경우, 사업단 내 연구진은 적어도 연 1회 이수하여야 하며, 넓게는 세포응용연구에 관련이 있거나 관심 있는 사람까지 참여 가능하도록 되어 있다.

실제로 윤리 교육을 위한 책자 발간과 워크숍, 전문가 초청 세미나 등 다양한 형태로 세포응용연구 관련 윤리프로그램이 개발, 수행되었다. 2002년 12월 13일 서울의대 삼성암연구센터 강당에서 연구자 윤리 워크숍이 있었다. 세포응용연구사업단 과제 연구책임자들과 연구원들이 참석하였으며 박은정, 정규원, 김옥주, 김계성, 권복규, 김현철 등이 워크숍 강의를 맡았다. 워크숍은 "세포응용연구사업단 윤리위원회의 목적과 활동"(박은정), "세포응용연구와 관련된 생명윤리의 쟁점"(권복규), "세포응용연구와 관련된 법적 문제"(정규원), "세포응용연구윤리 심의기준과 내용"(김계성), "기관 IRB의 성격과 운영"(김옥주), "모의 연구계획서 심의"(김현철 외) 등의 내용으로 진행되었다.

2004년 11월 26일 서울대학교 법과대학 서암홀에서 "「생명윤리 및 안전에 관한 법률」과 세포응용연구의 윤리"라는 주제로 연구윤리 워크숍을 개최하였다. 이 워크숍에서는 2005년부터 시행되는 「생명윤리 및 안전에 관한 법률」과 관련한 문제점들(김현철, 이화여대 법대 교수)과 "실제연구사례보고"(권복규, 이화여대 의대 교수), "세포응용연구윤리강령"(홍성욱, 서울대 자연대 교수) 등에 관한 논의가 있었다.

그 외 2002년부터 2006년까지 이루어진 윤리 프로그램들과 그 내용을 정리하면 <표 6>과 같다.

〈표 6〉 윤리관련 교육 및 활동 (2002-2006)

워크숍	세포응용연구사업단 2002년도 연구윤리 워크숍(2002.12.13)	- 사업단 윤리위원회의 목적과 활동 - 세포응용연구관련 생명윤리의 쟁점 - 세포응용연구와 관련된 법적 문제 - 세포응용연구윤리의 심의기준과 내용 - 기관 IRB의 성격과 운용
	세포응용연구사업단 2004년도 연구윤리 워크숍(2004.11.26)	- 생명윤리 및 안전에 관한 법률과 시행령 - 연구심의절차와 지침 - 실제 사례 연구보고 - 과학자 윤리강령과 세포응용연구의 함의
전문가 초청 세미나	2002 Expert Seminar (Dialogue and Promotion of Bioethics in Asia) (2005.12.9 ~10)	- Country Reports(한국, 일본, 중국) - Establishment of National Bioethics Committee - Bioethics and Human Genomics - Ethics of Organ Transplantation
	2003 해외 전문가 초청 세미나 및 자료집 발간(2003.11.21)	- 한국의 줄기세포연구의 동향과 전망 - 재생의학과 인간배아 줄기세포연구 : 일본에서의 배아의 지위를 중심으로 - 독일에 있어서 연구와 치료를 위한 줄기세포의 활용 - 줄기세포연구의 윤리적 문제에 대한 연구자들의 인식
	2004 해외 전문가 초청 세미나 (2004.9.1)	- 미국의 줄기세포연구와 관련한 규제 동향 - 미국과 한국사회의 줄기세포연구에 관한 일반인식 조사
	2005 Seoul Symposium on Stem Cell Research (2005.8.26)	- 한국에서의 줄기세포 연구에 관한 새로운 생명윤리법 - 줄기세포연구 규제에 관한 세계적 동향
책 자	세포응용연구의 윤리(2003.11)	
	줄기세포 연구의 윤리와 법정책(2004. 6)	
	세포응용연구의 윤리와 실체(2005. 8)	
	『생명 윤리와 법』 발간(2005. 9)	

Ⅳ. 사업단 윤리위원회 활동 평가

1. 연구계획의 윤리성 심의

전술한 바와 같이 세포응용연구사업단 윤리위원회의 활동은 생명윤리법이 발효되기 이전, 국내 IRB 제도가 정착되지 않고 국가 차원의 연구 윤리성 심의가 전무한 상황에서 이루어졌다. 특히 줄기세포 분야는 새로이 떠오르는 첨단 분야이고 각계에서 입장이 첨예하게 달라 하나의 합의점을 만들기 어려운 분야이다. 이렇듯 모델로 삼을 기준조차 찾기 힘든 상황에서 국내에서는 국가생명윤리위원회 경험을 제외하고는 처음으로 각계의 전문가—과학자, 생명윤리학자, 과학철학자, 시민운동가 등 다양한 전문가가 모여 줄기세포 연구분야에 대한 윤리성 심의의 기준을 합의하고 심의를 수행했다는 점은 괄목할 만한 점이다.

그러나 첫 시도였던 만큼 시행착오 또한 적지 않았는데, 특히 1단계 과제의 첫 심의 이후 지적사항을 보완한 연구자가 하나도 없었다는 점은 그만큼 연구수행에 있어 윤리성을 미리 보완한다는 개념이나 윤리위원회의 방침을 준수한다는 의식이 국내 연구자에게 전무했음을 말해 준다. 이는 사업단 내 윤리위원회의 위상과도 관련이 있는 부분이다. 사업단장 역시 윤리위원회에 참여하도록 되어 있음에도 불구하고 윤리위원회의 지적사항이 사업단장의 지침으로 각 연구자에게 전달되지 않았으며, 보완 후승인 판정을 받은 과제 역시 그대로 수행되는 등 보완지침에 대한 행정적 구속력이 없었다. 윤리위원회의 결정이 추후 연구비 지급중단이나 차년도의 연구수행 중지 등의 제재 조치와 연결되지 않는다는 것은 사업단 내 윤리적 문제가 있는 연구의 수행을 막을 구체적 방법이 없었다는 점을 의미한다. 실제로 사업단 내에 과학성 심의 이후 지원이 확정된 과제에 국한하여 윤리성 심의가 이루어졌다. 개별 과제에 대한 윤리성 심의와는 또 다른 전체 차원의 윤리성 진작방안(동물실험윤리의 중요성 환기, 윤리위원회의 심의 이전에 IRB 승인을 받는 것 등) 역시 사업단장에게만 권고사항으로 전달되었기 때문에 윤리위원회의 독립적 역할수행이 될 수 없었다.

윤리성 심의에서 제일 문제로 지적된 부분은 다수의 과제가 IRB 승인을 받지 않은 채 연구를 수행했다는 점이다. 생명윤리법이 발효되기 이전 1단계에서는 대부분의 연구기관이 IRB가 갖추어지지 않았고, IRB가 존재한 기관 역시 IRB 승인을 받지 않고 연구계획서를 제출한 경우가 많았다. 1단계 1차년도 사전심의에서 전체 44개 세부과제 중 IRB 승인을 받지 않은 과제가 37개에 이르렀고 1단계 3차년도까지 지적사항을 보완하지 않은 14개 과제 모두 IRB 승인절차를 밟지 않았거나, IRB 승인서를 사업단측에 제출하지 않았다. 이렇듯 IRB 사전승인조건을 갖추지 않은 것은 IRB 설치가 의무화된 생명윤리법 발효 이후 이루어진 2단계 1차년도 심의에서도 마찬가지였는데, IRB 사전승인이 필요한 과제 중 사전승인서를 제출한 연구자가 한 명도 없었다. 이에 따라 연구과제에 대해 IRB 사전승인을 받아야 할 필요성을 연구자에게 공지하고 1차 연구비 집행 전에 IRB 승인서의 조속한 제출을 촉구하였으나, IRB 사전승인서의 첨부를 의무화하는 등의 조치를 취하기는 어려웠다.

이렇듯 IRB의 사전승인–사업단의 심의라는 절차가 준수되지 못한 데에는 생명윤리법이 제정되고 IRB 제도가 정착되는 과도기적 단계에서 어쩔 수 없이 파생된 측면이 많다. 그러나 위의 경험에서 알 수 있는 것은 IRB의 심의 및 승인 과정이 없거나 유명무실하다면 윤리위원회의 심의 역시 실질적 심의가 되기 어렵다는 점이다. 사업단 윤리위원회가 IRB의 업무를 총괄적으로 수행하지 않는 이상, 연구기관을 일일이 현장 방문하기 어렵고 문제가 있는 연구계획을 무효화할 만한 권한 역시 지니지 못한다. 제일 바람직한 방법은 각 기관 IRB에서 연구계획서, 피험자 동의서를 직접 사전 심의하고 중간보고서 등을 근거로 지속 심의를 수행하며 사업단 윤리위원회에서 IRB 승인내용을 전제로 연구비 지출을 승인하는 방법일 것이나 실제로 이와 같이 이루어지지 않았으며, 때문에 윤리위원회의 심의가 연구의 실제적 심의로 이어지기 힘들었다. IRB가 없는 기관의 경우 윤리위원회가 IRB의 역할을 대신하려고 하였으나 생명윤리법에 의해 IRB 설치가 강제화되기 이전까지는 윤리위원회의 심의결과가 권고사항에 그칠 수밖에 없었다.

생명윤리법 발효 이후에는 IRB와의 2중심의가 문제가 되었는데, 현재 IRB의 심의만으로 윤리성 심의를 만족할 수 있을지는 여전히 문제가 된다. 현재 IRB의 수준과 경험이 제각각이며, 연구자들이 연구비 수주가 된 이후에야 IRB 승인을 신청하는 경우가 많아 IRB 승인내용과는 다르게 연구가 진행될 가능성이 높기 때문이다. 또한 IRB 승인내용을 적절한 승인서 형태가 아니라 간단한 회의록 등의 형태로 제출하는 경우가 많아 IRB 승인내용을 윤리위원회에서 제대로 전달받기 어렵다. 따라서 윤리위원회에서 현재 IRB 승인서만을 가지고 연구심의를 하는 것이 어려우며 IRB 승인내용을 다시 각 IRB와 소통하여 확인할 필요가 제기되고 있는 형편이다. 2중심의의 문제는 연구의 윤리성 심의에 있어 적절한 책임 소재가 불분명한 상황을 야기할 수도 있다.

요약하자면, 세포응용연구사업단 윤리위원회는 각계의 의견을 수렴하여 반영할 수 있는 구조와 틀을 갖추고 독자적인 윤리성 심의를 수행하였으나 사업단으로부터 독립성을 확보하고 연구자의 윤리성 준수를 실제적으로 권고하고 감독할 수 있는 영향력이 부족하다는 한계를 드러냈다. 각 기관 IRB가 미처 갖추어지지 않은 상황에서는 윤리위원회가 IRB를 대신하여 연구 승인의 역할을 담당했어야 하나 그러기에는 심의권한과 활동반경에 한계가 있었다. IRB가 정착되고 있는 현 단계에서는 IRB 심의 표준화를 위한 SOP 제공 등의 IRB의 연구 심의를 증진하는 방향으로 윤리위원회 역할이 바뀌고 있는 추세이며 이는 줄기세포 연구의 윤리성 심의에 있어 또 다른 위상 변동을 예상케 한다.

2. 미준수에 대한 감독

(1) A 교수 연구과제

사업단 과제 중 중대한 윤리원칙 위반이 발견되어 징계 등의 절차를 밟아야 했던 사례도 있었다. 세포응용연구사업단 1단계 A 교수의 연구과제가 2차년도 연차실적보고서 중 심각한 미준수(non-compliance)가 지적되었다. 심각한 미준수 사항의 첫째는 NOD-SCID mouse를 사용하지 않고 연구를 수행한 것이며, 다른 하나는 중간엽 줄기세포 100% 추출성공에 대한 증명이 부재하다는 점이었다. 이에 대해 A 교수는 다음과 같은 답변서를 제출한다. ① NOD-SCID mouse를 사용하지 않고 연구를 수행한 이유는 초기 실험계획과 달리 NOD-SCID mouse 수급이 어려워져서 공급이 6개월 이상 걸리게 되었다. 애당초 해당 연구의 목적이 사람에 대한 세포치료제 개발이었으므로 바로 사람에게 응용하여 면역관용유도 특성을 관찰하고자 하였고, 제대혈 조혈모세포 이식에 대한 세계적인 조류처럼 동물실험을 거치지 않고 사람에게 즉시 치료용으로 이식을 시행하였다. 이를 위해 A 교수 연구진은 제대혈 유래 조혈모세포 생착률 증진을 위해 공여받은 제대혈 모두에 대하여 HLA 유형을 분석하였으며, 이 자료를 기초로 조혈모세포 생착률 증진과 백혈병 치료를 위해 제대혈 조혈모세포 이식을 실시하였다는 것이다. ② 중간엽 줄기세포 100% 추출성공 증명에 대해서는 연구책임자가 운영하는 벤처회사의 기술유출을 막기 위해 추출방법을 공개하지 못한다고 답변하면서, 국외저널에 실린 관련 논문의 결과와 동일하다는 점과 계대배양 중에 있어서 세포가 놀라운 증식능력과 일부 분화능력을 보이고 있다는 점을 제시하였다.

2003년도 1차심의 때 A 교수 과제에 대해 ‘보류’(suspension) 판정을 내리었다. 보류판정의 사유는 다음과 같았다. ① 1차년도 연구계획서와 다르게 연구를 수행(major protocol violation)하였다. ② 연구계획서와 다르게 연구를 수행하여 인체에 직접 세포치료를 하면서도 단장 및 윤리위원회의 사전승인을 받지 않았다. ③ 동물실험을 하지 않고 연구결과를 직접 인간에게 투여한 것은 헬싱키선언에 위배되는 것이다. ④ 세포치료는 IRB의 승인과 식약청의 사전심의를 받고 승인을 받은 이후에 하도록 법규에 규정되어 있음에도 불구하고 관련 법규를 준수하지 않았다. ⑤ 인체에 직접 실험한 이유 및 정당성이 ‘nude mouse를 구하기도 어렵고 관리하기 어렵기 때문’이라는 것은 ‘인간 피험자가 동물보다도 더 구하기 쉽고 관리하기 편하기 때문'이라는 주장이다. 이는 인간 생명과 존엄성 존중의 원칙에 중대한 위반을 한 경우이다. ⑥ 안전성 검사 없이 인간에 세포 이식연구를 수행하였다. ⑦ '조직적합성이 맞지 않아 위험이 예견되는 상황'을 분명히 예측했음에도 불구하고 환자에게 투여하였다. ⑧ 실제로 피험자가 투여 후 60일 이후에 사망하여 중대한 이상반응(serious adverse event)이 생겼음에도 이를 즉각적으로 단장 및 윤리위원회, 기관 IRB에 보고하지 않았다.

이에 대한 후속조치로 보류사유에 대해 윤리위원회에 출석하여 청문과정을 열거나, 단장이 임명하는 감사팀이 실사를 나가며 청문회나 감사 후 최종결정을 내리고, 그 이전까지 2차년도 연구계획서 윤리성 심의를 보류하기로 하였다. 이상의 내용이 지켜지지 않으면 사업단장에게 해당 연구자 및 연구기관에 대하여 연구비 지급보류, 식약청에 고발조치 등을 권고하기로 하였다.

세포응용연구사업단은 이러한 A 교수 과제에 대한 조치사항을 사업단 윤리위원회 위원장에게 공문으로 공지하였다. 사업단은 해당 과제에 대해 진도관리 평가를 실시하였으며, 연구계획서 위반사항 등에 대하여 정부지원연구비 50% 삭감이라는 중징계를 내렸으며, IRB를 포함하는 모든 국가 및 사업단 윤리위원회 규정을 준수할 것에 대한 서약서를 제출하도록 A 교수에게 조치하였다. A 교수는 연구과제를 진행함에 있어 사업단이 정한 연구자의 윤리규정 및 식약청이 제정 예정인 세포치료제 관련 규정을 정히 준수하겠다는 내용의 서약서를 제출하였다. 사업단에서는 서약한 바를 어길 경우 차년도 연구지원을 중단할 것을 통보하였다.

5차 윤리위원회에서 위원들은 사업단의 공문내용에 대해 질의응답과 문신용 단장의 책임연구자와의 면담결과와 의견을 발표하였다. 윤리위원회 위원들은 후속조치로서의 50% 연구비 삭감, 윤리규정 준수서약서, 차후 서약서 위반시 연구지원비 중단 방침 통보 등에 대해 검토하였으며, 대부분 위원들이 후속조치에 대해 동의하였다. 또한 A 교수의 2차년도 연구계획서에 대해서는 윤리위원회 일부 또는 전원이 2차 연구년도 중간에 현장 방문을 하는 조건으로 승인판정을 내리게 된다.

A 교수 사례는 윤리원칙의 중대한 위반사례로서 사업단 내에서는 처음으로 징계 등의 절차를 밟은 경우이다. 애당초 윤리위원회에서 요구했던 현장실사, 책임연구자 청문 등이 이루어지지는 않았으나, 윤리위원회의 요구가 사업단측의 적극적 조치로 이어지는 성과를 낳는다. 그러나 2차 연구년도 중간에 실제로 현장방문이 이루어지지 않았으며, 이로 인해 미준수 과제에 대한 감독은 미완된 채 과제가 종결되었다. 사례가 실제로 피험자 사망으로 이어진 점 등 사안의 중대성을 고려해볼 때 보다 철저한 감독이 이루어지지 못한 것은 아쉬운 점이다.

(2) 황우석/문신용 교수팀의 "체세포핵이식을 통한 인간배아줄기세포 확립"

비록 황우석 박사의 "체세포핵이식을 통한 인간배아줄기세포 확립" 연구가 세포응용연구사업단의 지원으로 이루어진 연구는 아니었으나, 해당 연구의 심각한 윤리원칙 파괴가 결과적으로 세포응용연구사업단뿐 아니라 윤리위원회의 신뢰를 하락시키는 결과를 낳았기 때문에 이에 대한 윤리위원회 차원의 평가 역시 향후 줄기세포 연구의 윤리성 진작을 위해 꼭 필요하다 하겠다. 세포응용연구사업단 윤리위원회가 해당 연구에 대해 직접 책임을 지지 않았으며, 그렇게 심각한 '윤리기준 위반'이 있을 것이라고 예상치 못했다 하더라도 해당 연구의 주축 연구자 두 사람이 모두 사업단 윤리위원회의 일원이었으며, 한 명은 사업단장이었다는 점은 이 사건이 윤리위원회와 관련이 없음을 말하기 어렵게끔 한다.

"체세포핵이식을 통한 인간배아줄기세포 확립" 연구에 대한 윤리위원회의 대응을 간략히 기술해 보자면, 해당 연구의 성공이 언론에 보도된 이후 2004년 2월 27일 6차 세포응용연구사업단 윤리위원회에서 해당 연구의 윤리적 타당성 문제와 윤리위원회의 책임논란에 대해, 사실관계에 대한 설명과 논의가 있었다. 여기에는 윤리위원회 일원 중 9명이 참여하였다. 위원들의 질문은 연구비 지원, IRB 관련 절차, 관련 후속연구의 중단 여부, 연구 관련 개발이익 및 확립된 줄기세포주의 귀속관계, 참여 연구진의 구성 및 역할, 연구비와 사업단 윤리위원회의 역할에 대한 일부 언론 오보에 대한 대처 등에 관한 것들이었다. 당시 세포응용연구사업단의 방침에 체세포핵이식 연구는 지원 불가능한 연구 종류였다. 이에 대해 문신용, 황우석 측은 연구비가 사업단이 아닌 개인 독지가들의 지원에 의해 충당되었으며 <사이언스>지와의 협의 과정에서 기술적 자금(technical grant)의 의미에서 사업단의 지원이 있었고, 한양대 IRB에서 적절한 절차를 통해 승인을 받았음을 윤리위원회측에 밝혔다. 이에 대해 윤리위원들은 치료용 인간배아복제 연구의 윤리적 문제 및 연구자의 윤리성 문제에 대한 지적으로 일단락지었다.

당시의 청문만으로 해당 연구에 대한 윤리적 문제제기를 하기에는 미흡하였으며, 청문 역시 세포응용연구사업단에서 해당 연구에 대한 책임이 있는지에 초점이 맞추어져 있었다. 당시에도 네이처지 등에서 제기한 윤리적 의혹이 있음에도 이 역시 윤리위원회의 관할 외의 것으로 간주되었다. 황우석 박사는 대외적으로는 '사업단 지원'이라는 수사를 사용, 연구에 대한 사업단의 기여를 선전하는 반면, 내부적으로는 사업단 관할이 아니라고 선을 그으면서 윤리위원회의 역할을 제한하는 이중적인 태도를 취한다. 이는 윤리위원회의 권한을 주변화, 무력화시키고 시야를 축소시키는 결과를 초래하는 것이었으나, 당시 윤리위원회에서는 황우석 박사의 행동을 효과적으로 막거나 견제할 방안을 갖고 있지 않았다.

황우석 박사는 사업단의 일개 연구자가 아니라 윤리위원회의 위원이었다. 1단계 1차년도 초기에만 활동적이었으나, 1차년도 초기활동 당시에는 윤리위원회의 1단계 1차년도 심의기준에 대한 문제제기를 과학자 대표로서 개진하였다. 이것이 과학자 사회와 윤리위원회 사이에 상호 이해와 신뢰가 안착되고 소통이 이루어지는 활동이 되었다면 바람직했을 것이다. 그러나 박사 스스로 2004년 체세포핵이식 연구로 윤리위원회 내 합의기준을 어기고 원칙을 존중하지 않는 모습을 보임으로써 윤리위 내부 소통에 악영향을 미쳤다. 윤리위원회의 위원이 내부원칙을 파괴하는 행동을 하였으나 이에 대한 윤리위원회 차원의 징계나 대책은 불가능하였고 논란의 여지가 있었다. 최소한의 해결을 위하여 해당 연구의 사회적 논란에 대처할 만한 윤리위원회 차원의 해명을 논의의 수위에 올렸으나 이후 무위로 끝나며, 사업단 내 복제배아줄기세포 연구를 허용할지에 관한 논의로 이어지게 된다.

복제배아줄기세포 연구의 허용 여부가 당시 중요한 윤리적 논쟁 사안이었다 하더라도, 당시 네이처 등에서 제기한 윤리적 문제는 치료복제라는 수단의 타당성과는 또 다른 문제, 즉, 난자 채취 및 수급에 있었음을 생각할 때 윤리위원회의 내부 흐름은 다분히 당시 상황에 순응하면서 방어적 수순을 밟았다고 볼 수 있다. 물론 당시 황우석 박사의 연구에 대해 윤리위원회 차원의 감시나 관할이 물리적으로 불가능하였고, 연구가 높은 사회적 지지를 받고 있는 상황에서 쉬이 공개적인 이선을 제기하기 힘들었던 측면이 컸다. 그러나 윤리위원회가 왜 이후 공개적 해명 등 적극적인 방안을 취하지 못했는지, 또는 당시 상황에서 윤리위원회가 했어야 할 역할이 무엇인지 등의 질문은 윤리위원회의 원칙과 위상, 역할에 대한 복잡한 반성을 낳는다.

3. 연구자 교육

줄기세포 분야 관련 교육 및 지침 마련을 위해 지금까지 총 2차례의 워크숍과 4차례의 전문가 세미나가 이루어졌다. 워크숍의 경우 60~100명에 달하는 인원이 참석하여 줄기세포 윤리에 대한 연구진의 관심을 짐작케 한다. 교육 내용은 주로 세포응용연구 관련 국내외 쟁점과 법적 대응들, 해외의 규제 동향들로 이루어졌으며 자체적으로 줄기세포 연구의 윤리적 문제 관련 연구자들의 의식을 설문조사하여 발표하기도 하였다. 지금껏 과학연구자를 대상으로 한 연구윤리 교육이나 홍보의 기회가 기관 차원에서나 학회 차원에서 없었다는 점을 감안할 때 연구윤리를 교육하는 기회를 가질 수 있었다는 점 자체가 괄목할 만한 성과라 해야 할 것이다. 선진국의 법제도나 윤리만이 아니라 국내의 법 적용 등에도 초점을 맞추어 자체적인 내용을 개발하였고, 일본, 중국, 독일의 국제 줄기세포 전문가와 함께 각국의 줄기세포 연구윤리 현황정보를 교류할 기회를 마련했다는 점 역시 주목할 부분이다.

그러나 각종 교육이 연구자들의 연구윤리 준수에 도움이 되었는지에 대해서는 보다 구체적인 평가가 필요하다. 윤리위원회 심의시 기본적인 IRB 승인서나 동의서 양식 등의 서류를 제출하지 않은 연구자가 많았다는 점, 사전 심의시 제출한 연구계획서를 연구 진행시 변경하는 경우도 많았다는 점 등은 연구자들이 윤리성 심의에 대해 익숙하지 않았고 사전 인지가 부족했음을 의미한다. 윤리적 기준에 합당한 연구계획서 작성을 위한 지침의 마련이나 홍보가 필요하다는 평가가 매 윤리성 심의 때 지적되었다. 줄기세포 연구윤리와 같은 논쟁적 사안에 대한 교육과 홍보는 있었으되 윤리적 연구에 대한 기본적 매뉴얼은 없었다는 점은 교육내용의 불균형을 시사한다.

황우석 사건 같은 경우에는 보다 복잡한 요소들이 얽혀 있는 사안이지만 역시 연구윤리의 가장 기본적 토대에 대한 인식이 부족했음을 보여주고 있다. 이는 줄기세포 연구윤리만이 아니라 국내의 연구윤리 토대 자체가 척박한 탓이 크다. 줄기세포 연구 역시 인간대상 연구의 윤리, 실험윤리와 많은 부분 맞닿아 있으며 이에 대한 윤리성의 진전 없이는 윤리적인 연구를 기대하기 어렵다. 향후 연구자 교육 내용이 줄기세포 분야에만 국한되지 않고 책임 있는 연구의 수행(Responsible Scientific Research) 차원에서 보다 넓은 주제에 관하여 교육이 이루어질 필요가 있다. 또한 연구자뿐만 아니라 각 기관에서 줄기세포 연구의 심의를 담당하는 IRB 위원들까지 교육의 대상이 확대되어야 할 것이며, 교육이 연구자의 윤리의식 진작 및 현장개선으로 이어졌는지 질적 평가를 수행하여 교육 내용과 연계해야 할 것이다.

4. 연구 진실성(research integrity) 평가

연구 진실성의 파괴는 과학에 대한 근본적 신뢰를 무너뜨리는 결과를 낳고 잘못된 지식의 사용은 막대한 부정적 영향을 끼칠 수 있기 때문에 과학 연구에서 연구 진실성은 핵심적 가치라 할 수 있다. 이는 황우석 사건이 남긴 가장 중요한 과제 중 하나이기도 하다. 황우석 사건 이전에 윤리위원회는 연구 진실성을 중요한 주제로 삼지 않았으나, 황우석 사건이 가져온 막대한 사회적 손실의 경험은 연구 진실성에 대한 윤리위원회 및 연구자의 관심과 주의를 환기시키고 있다.

황우석 사건 이후 마련된 과학기술부의 「연구윤리 확보를 위한 지침」에서는 연구부정행위의 범주에 연구계획서에서의 데이터 위조, 변조, 표절, 부당한 논문저자 표시 등까지 포괄하고 있다. 또한 연구부정행위가 적발될 시에는 연구비 지원중단, 연구개발사업 참여제한 등의 후속조치를 취할 수 있도록 되어 있다. 데이터 위조나 변조는 연구계획서의 과학성 심의 단계부터 가려질 수 있도록 주의를 기울여야 자원의 낭비를 줄일 수 있음을 강조한다. 연구비에 대한 경쟁이 치열한 현실에서 연구자들은 연구계획서에 기존의 연구성과를 돋보이도록 데이터를 부풀리거나 손질하고자 하는 유혹을 받을 수 있다. 연구가 가져올 기대효과를 기술할 때 실제보다 과장하는 경우도 드물지 않다. 연구계획서를 작성할 때에 어느 정도의 연구부정을 저지르더라도 일단 연구비를 확보한 다음에 좋은 결과로 만회할 수 있다는 생각을 하게 될 수 있다. 비슷한 연구계획을 표절하는 경우도 주의해야 할 점이다.

실제로 연구계획서 심의는 중요한 동료심의이므로 이러한

부정행위를 가려낼 수 있어야 할 것이다. 윤리위원회의 연구계획서 심의는 인간대상 연구의 윤리성 심의와 더불어 과학적 타당성을 평가한다. 과학적 타당성을 지니지 않은 연구로 인해 피험자를 위험에 처하게 하거나 인간의 잠재태인 배아를 파괴하는 행위는 비윤리적이라는 판단에서이다. 의도적 조작의 경우에는 연구계획서 심의 때 주의를 기울이는 것만으로는 부정행위를 발견해내기 쉽지 않은 경우가 많다. 그러나 윤리위원회의 심의는 다양한 전문가들이 참여하는 심의과정이므로 연구계획서 작성단계의 부정행위를 초기에 거르는 역할을 할 수 있다. 부정행위가 발생했을 경우에는 연구자 개인뿐 아니라, 연구기관 및 사업단, 나아가서 동료 과학자사회 전체에 누를 끼치는 결과를 낳는다. 일단 발생한 다음에 처리하는 것보다는 근본적으로 부정을 예방하는 데에 초점이 맞추어져야 할 것이다. 사업단 윤리위원회에서는 연구계획서의 사전심의, 결과보고서 심의, 연차계획서의 심의를 정기적으로 수행하였기 때문에, 부정행위가 감지되는 경우에는 연구자가 속한 IRB와의 의사소통을 통하여 사전에 이를 미연에 예방하는 조치를 취할 수 있었다. 앞으로는 연구자 지침이나 연구자 교육을 통해 미연에 부정행위를 방지하는 것이 바람직하다.

Ⅴ. 줄기세포 연구의 윤리성 확보를 위한 향후 과제

1. 연구자의 법규범의 내면화와 자율규제의 확대

첨단 생명공학에 대한 생명윤리성 확보 체계는 연구자 개인의 내면화된 규율로부터 형법으로 처벌하는 타율적 법 집행에 이르기까지 다층적 구조를 지닌다. 무엇보다 중요한 것은 연구자 개인이 가치를 내면화하는 일일 것이며, 이것은 연구자 사회가 자율규제를 목적으로 만든 강령과 지침으로 외연이 확장된다.

부다페스트 과학자 선언은 과학자 전문집단을 위해서 확립된 윤리강령과 국제인권을 위한 규범과 높은 윤리적 기순을 스스로 내면화할 것을 촉구하고 있다. 이에는 연구 진실성과 질적인 수월성 그리고 대중과 어린 학생들을 교육하는 것의 문제를 포함하고 있고 특별히 과학을 가르치는 교과과정에는 과학윤리를 포함하도록 권고하고 있다.

생명윤리와 연구윤리에 대한 연구자 사회의 가치 공유와 내면화 과정이 없이 강제적으로 집행되는 생명윤리 관련법은 연구자 사회를 법규정이 요구하는 서류나 형식을 충족시키는 것으로써 생명윤리의 요구사항을 최소한으로 만족시키고자 하는 피동적 존재로 만들 수 있다. 생명과학에서 계속 논쟁하고 추구해야 할 생명윤리의 딜레마 문제들이 해결된 것으로 연구자와 사회를 착각하게 만들 수 있을 뿐 아니라, 연구자의 자발적인 내면화 과정을 약화시킬 소지가 다분한 것이다.

개체복제금지와 같이 국제적인 합의가 이루어진 사항에 대해서는 필수적으로 법적 규제를 하는 것이 필요할 것이다. 전체적인 생명윤리 구조에서는 연구자와 연구기관이 자발적으로 연구윤리를 광범위하게 규율하는 체계와 생명윤리와 연구윤리에 관한 필수 항목을 법으로 규제하는 체계가 유기적으로 구조화되었을 때 법의 정신이 구현된다고 볼 수 있다. 즉, 생명윤리에 관한 내적 규율과 외적 제재가 상호보완적으로 윤리를 더욱 강화하는 구조로 가는 것이 바람직하다.

2. 윤리위원회의 역할과 위상 제고

사업단 윤리위원회의 역할은 위에서 기술한 연구자의 자율규제와 법 준수 사이의 연결고리를 확보하는 것이다. 이를 위해서는 국제 과학자 사회, 정부, 사업단 집행부, 연구자, 피험자, 일반 대중 및 사회, 언론 등 줄기세포에 관련된 다양한 집단의 관계에서 첨단생명과학 연구에서 새롭게 제기되는 문제들에 대한 논쟁을 조직하고 네트워크를 구축할 필요가 있다.

유전자치료 도중 피험자 제시 겔싱저의 사망이 해당 분야의 연구를 상당기간 후퇴시키고 연구자 사회에 피해를 입힌 미국 펜실베이니아 대학 유전자치료연구는 연구자, 기관, 윤리위원회가 제대로 작동하지 않은 결과로 일어난 것이었다. 우리나라 황우석 사건은 연구자 개인의 윤리성 미준수도 문제였지만, 이에 대한 윤리위원회, 기관, 정부의 다층적이고 유기적인 윤리성 감독의 문제가 허술하고 형식적이었음을 그대로 노정시켰다.

윤리위원회의 기본적 역할인 윤리성 심의는 IRB와의 적절한 역할 분담과 상호 신뢰가 갖추어진 소통을 통해서만 제 역할을 다 할 수 있다. 그러므로 IRB의 기관 내 정착 및 표준화가 다른 의학연구뿐 아니라 줄기세포연구의 윤리성 심의를 위해서도 절실히 필요하며, IRB 심의와 연계하여 사업단 윤리위원회의 위상을 제고하는 것 역시 절실하다.

IRB 제도 정착과 더불어 줄기세포 분야의 연구에 보다 특수하게 중앙화된 심의가 필요한지에 대해서는 보다 고찰해 볼 필요가 있다. 배아줄기세포 연구분야와 같은 경우에는 보다 복잡한 생명윤리 문제를 내포하고 있어서 각국에서 연구의 윤리성을 중앙 차원에서 보다 엄격히 관리하여 윤리적 문제를 최소화하고자 한다. 영국, 캐나다 등에서는 배아생성기관의 윤리성과 배아연구기관의 윤리성을 중앙 정부에서 함께 관리하는 형편이며, 우리나라 역시 생명윤리법 발효 이후 보건복지부 내 전문가 자문단이 배아줄기세포 연구의 윤리성 심의를 담당하고 있다. 최근 미 NAS 가이드라인은 배아줄기세포 연구 윤리성 심의위원회를 각 기관별로 설치하도록 방침을 정하였으나 이에 대해 반대하며 중앙화된 윤리성 심의의 필요성을 제기하기도 한다.[13)](Human Embryonic Stem Cell Research: An Argument for National Research Review). 성체줄기세포 분야의 경우에는 시료 취득시 공여자 동의문제나 임상시험시 피험자 동의문제 등 배아줄기세포와는 다른 윤리적 고려를 필요로 하며, 이 중 IRB의 윤리성 심의만으로도 포괄될 수 있는 부분이 존재한다.

윤리위원회의 또 다른 중요한 역할은 이전에 없었던 속도로 빠르게 변화하는 줄기세포 연구의 추이를 검토하여 예상치 못한 윤리적 문제 발생시 전문적 식견을 가지고 빠르게 대응할 필요성이 존재한다는 것이다. 또한 새로운 과학지식의 생산과 그 응용이 가지고 올 사회적, 법적, 윤리적 영향에 대한 평가를 다양한 구성원으로 이루어진 윤리위원회에서 논의하고 수렴할 필요가 있다. 이러한 의미에서 사업단 윤리위원회는 한 연구기관에 속한 한계를 뛰어넘을 수 있는 장점을 지닌다. 좁아진 세계화 시대에서는 국제적 공조와 교류가 필수적인 역할을 할 것이다.

---

13) Balylis F., Robert JS., Human Embryonic Stem Cell Research: An Argument for National Research Review, Accountability in Research: Policies and Quality Assurance, pp.207-224 (August 12, 2006), http://taylorandfrancis.metapress.com/content/qluv7k343r300620. [2007. 4. 4일 방문]

3. 연구윤리성 관리체계 구축

줄기세포 연구는 다루는 대상의 특수성 때문에 연구 자체가 가지는 윤리적 문제를 해결하기 쉽지 않으며 사회적 합의를 이루기는 더욱 어렵다. 따라서 연구가 승인되어 허용되는 경우에는 엄격한 관리가 요청된다. 생식세포 및 배아가 이송되는 흐름에 따라 명확하게 매 단계마다 연구윤리가 준수되는지 확인할 필요가 있다. 연구자, 기관 및 정부조직 생명윤리 규제의 다층적 구조를 상정할 때 대중의 신뢰를 획득하기 위해서도 연구자의 윤리성 준수가 투명한 관리체계의 구축이 필수적이다.

현재 보건복지부와 질병관리본부의 배아연구를 포함한 생명윤리관리를 2006년도에 시도하였다. 현장실사를 포함한 연구실사는 우선 종이 위에서만 '관리'하던 체계를 극복하고 현장에서 문제를 듣고 실제로 실태조사를 할 수 있는 근거가 되고 있다.

영국의 경우 "research governance"의 개념으로 연구자의 윤리성 준수와 기관 및 위원회에서의 윤리성 준수 감독을 실천하고 있다. 예를 들어 의무기록을 이용한 연구는 무작위로 10%를 뽑아서 원자료(source document)와 일치하는지의 여부, 동의를 제대로 받았으며 동의과정이 적절한지를 감독한다. 현재 우리나라의 구조에서는 연구의 승인과 감독을 감당할 전문인력이나 행정력이 부족한 경우가 많다. 현재 여러 부처에서 분절화하여 관리하는 윤리감독체계를 기관이나 연구자에게 이해하기도 쉽고 실천하기도 쉽도록 장기적으로는 포괄적인 관리를 하는 영국의 모델이 시사하는 바가 많다.

4. 연구윤리 교육의 심화와 확대

제1차년도 1단계의 사업단 연구윤리 교육은 당장 시급한 사업단 내의 연구윤리 지침을 만들고 연구자가 연구현장에서 이를 수행할 수 있도록 정보의 전달에 주안점을 둔 것이었다. 황우석 사건을 겪은 젊은 연구자들의 연구윤리에 관한 인식과 지식수준을 조사한 자료에 의하면, 아직도 우리나라의 연구자들은 지식의 수준에서 정보전달을 하는 교육을 받아야 할 부분이 존재한다. 그러나 갈등상황 또는 딜레마 상황이 부딪치는 상황이나, 회색지대의 연구부적절 행위에 대해서는 어떻게 대응하여야 하는지 연구자나 연구팀들이 익숙하지 않은 경우가 많다. 2단계 말의 연구윤리는 피동적 의미에서 '연구부정행위를 하지 않는 것'이 아니라, '어떻게 하면 최선의 연구를 수행할 수 있는가(Good research practice)에 관한' 교육이 필요한 시점이다. 황우석 교수와 함께 복제를 했다고 대서특필되었던 이병천 교수의 논문에 존재하는 것으로 밝혀진 오류는 황우석 교수 '부정행위'의 악몽을 다시 되살리는 것은 아니나 '책임있는 연구수행'(Responsible Conduct of Research)에 대한 교육의 중요성을 일깨워주는 계기가 되어야 한다.[14] 과학자와 언론과의 관계, 연구결과물의 과장 금지, 대중에게 과학자가 수행하는 정확한 정보를 알리는 임무를 지닌 황우석 교수 사건에서 제기되었던 많은 문제들이 아직도 해결되지 않고 있는 현실인 것이다.

---

14) 이병천 교수팀 '늑대 복제' 성공률 부풀리기 '의혹'? ⓒ 한겨레 (http://www.hani.co.kr). 기사등록: 2007.04.03 오전 08:59:51 기사수정: 2007.04.03 오후 01:21:55.
http://www.hani.co.kr/arti/society/society_general/200482.html.

[3] 줄기세포 연구와 과학 저널리즘— 과학기자들의 인식, 비판, 대안

홍 성 욱*

Ⅰ. 문제제기

상식적인 관점에서 볼 때 과학과 언론은 비슷한 점이 많다. 이상적인 과학은 자연 현상의 진실을 드러내고 역시 이상적인 언론은 사회의 사실을 보도한다. 진실과 사실은 과학철학자들도 구분하기 힘들 정도로 그 의미가 흡사하다. 게다가 과학자의 연구가 동료 과학자들에 의해서 평가받고 검증받듯이, 기자의 기사도 편집진과 독자에 의해서 평가받고 검증된다. 이런 관점에서 보면 과학 이론이나 실험이 만들어지고 받아들여지는 과정은 뉴스가 만들어지고 받아들여지는 과정과 닮은꼴이다.

물론 이상적인 과학과 이상적인 언론의 이러한 유사성이 실제 과학과 실제 언론에서 그대로 나타나지는 않는다. 그렇지만 실제 세계의 과학과 언론은 다른 차원에서 유사성을 드러낸다. 우선 과학을 살펴보면, 최근 과학의 연구들은 과학적 진리는 발견되는 것이 아니라 이론적 모델과 실험 데이터의 해석을 사용

* 서울대학교 자연과학대학 생명과학부 과학사 및 과학철학 협동과정 교수.

해서 '구성된다'는 것을 보여준다. 이 과정은 과학자의 세계관, 이론적 편향, 실험 기기를 통한 데이터의 생성, 실험 기기의 캘리브레이션, 실험 시스템의 비예측성, 데이터의 전산·통계처리 방법 등에 의해서 영향을 받는다. 게다가 동료들에 의한 평가도 객관성을 보장하기는 힘든데, 그 이유는 논문의 평가에 항상 주관적인 잣대가 개입하고, 실험의 재연(replication)은 현실적인 이유 때문에 쉽게 이루어지지 않기 때문이다. 시간이 궁극적으로 진리를 드러내줄 것이라는 경구는 현대 과학의 경우에는 사실보다 믿음에 가깝다.[1)]

언론이 사실을 공평하게 보도한다는 것을 글자 그대로 믿는 사람도 없다. 기자들은 시간에 쫓기면서, 다른 신문사와의 경쟁에 시달리며 기사를 작성한다. 이 과정에서 사실에 대한 검증은 충분한 여유를 가지면서 행해지지 못한다. 게다가 기자는 자신의 성향에 따라 기사의 논조와 서사를 결정하는 프레임(frame)을 정한다. 편집 책임자(소위 데스크)로 넘겨진 기사는 대개는 회사의 논조와 편집 방침을 충실히 따르는 편집 책임자의 손에 의해서 손질된다. 이 과정은 기사가 전문가에 의해서 평가된 뒤에 세련되어지고 다듬어지는 과정으로 볼 수도 있지만, 보다 객관적인 기사가 데스크와 경영진의 시각에 더 부합하는 기사로 탈바꿈하는 경우로도 볼 수 있다. 출판된 기사는 독자들에 의해서 읽히고 평가되는데, 이 글에서 다루는 황우석 사태와 같은 경우에 독자들은 합리적인 이성에 따라서 기사의 객관성을 판단하는 것이 아니라 마음속에 이미 형성된 민족주의적·국가주의적 시각에 의해서 기사의 가치를 평가한다. 이러한 평가는 기자의 마음

---

1) 홍성욱, 『과학은 얼마나』, 서울대학교 출판부, 2004.

속에 내면화되고, 다음 기사를 쓰는 과정에 영향을 미친다.

과학에 대한 합리적인 준거만을 통해서 현대 과학의 복잡한 특성을 제대로 이해할 수 없듯이, 언론 보도에 대한 이상적인 기준만을 가지고 과학 언론의 특성을 제대로 이해할 수는 없다. 그렇지만 지금까지 황우석 사태와 관련한 과학 언론의 문제점을 지적한 분석들은 다분히 과학 언론에 대한 이상적인 기준을 현실 언론에 적용한 경우가 대부분이다. 이 글의 목적은 과학 보도가 만들어지고 그것이 전달되고 수용되는 복잡한 실제적 과정을 분석함으로써 황우석 사태에 나타난 과학 언론의 문제를 다시 짚어보고, 앞으로 과학 언론이 나아가야 할 방향을 점검하려는 것이다. 이 글의 2절은 우선 황우석 신드롬이라고 불린 황우석 스타만들기의 과정과 2005년 11월 이후의 황우석 사태에서 드러난 언론의 문제점을 정리할 것이다. 그리고 3절에서는 지금까지 STS(과학기술학) 분야와 과학 커뮤니케이션 분야에서 과학과 미디어의 관계에 대해서 이루어진 연구성과 중 황우석 사태를 심층적으로 이해할 수 있는 최근 연구들을 개괄할 것이다. 필자는 황우석 사태를 전후해서 우리나라의 중앙 일간지 과학기자들을 모아두고 2시간에 걸친 간담회를 두 차례 개최해서 과학기자들의 진솔한 얘기들을 들을 기회가 있었는데, 4, 5절은 이 과학기자 간담회를 분석하고 있다. 여기서는 일선 기자들이 황우석 신드롬과 황우석 사태에 대해서, 그리고 황우석 사태 동안에 나타났던 스스로의 보도에 대해서 어떻게 생각하는지를 볼 수 있다. 결론에서는 이러한 현실적인 진단을 바탕으로 한국의 과학 언론이 극복해야 할 문제점과 그 해결책을 제시할 것이다.

Ⅱ. '황우석 신드롬,' '황우석 사태'와 국내의 언론 보도[2)]

황우석 사태를 통해서 황우석 교수만큼이나 급작스러운 추락을 경험한 것이 언론과 미디어이다. 지금은 그 실체가 많이 드러났지만 미디어는 지난 몇 년간 황우석 영웅만들기에 급급했다. 1999년 이후 황우석 교수가 스타 과학자가 된 데에는 그가 미디어의 속성을 잘 감지하고 이를 이용했다는 것이 한 몫을 했다. 1999년 영롱이와 진이, 1999년 이후의 백두산 호랑이 복제 시도, 2003년 광우병 내성소, 2004~5년 사이언스, 네이처의 논문도 국내외 언론을 동원한 언론의 잔치였다.[3)] 1999년에 황교수는 영롱이 탄생을 외부 비디오 촬영기사를 불러서 자체 촬영하고 테이프를 방송국에 뿌릴 정도로 홍보에 적극적이었다. 그렇지만 그가 스타 과학자가 된 뒤에는 신문사와 방송국의 기자들이 자진해서 그를 따라다녔다. 언론계는 그와 특별히 가까운 중앙일간지 과학·의학 기자 4명을 가리켜서 "황우석의 4인방"이라 불렀으며, 이들이 황우석 교수의 카드를 받아서 썼다는 보도가 나올 정도였다. 다른 과학담당 기자들도 독자와 데스크가 원한다는 이유에서 황우석 신화를 부풀렸고, 황우석 교수나 줄기세포 연구에 비판적인 주장을 거의 보도하지 않았다. 언론사들은 "뉴스 밸류"가 있는 황우석 교수의 일거수일투족을 보도하기 위해

---

2) 황우석 열풍과 황우석 사태 동안의 언론 보도의 문제들은 이성주, 『황우석의 나라』, 바다출판사, 2006, pp.75~132, 강양구 · 김병수 · 한재각, 『침묵과 열광』, 후마니타스, 2006, pp.67~90에 잘 분석되어 있다.

3) Kumju Hwang, "The Inferior Science and the Dominant Use of English in Knowledge Production," *Science Communication* 26, 2005, pp.390~427은 한국 과학자 사회의 경우에 외국의 유명 학술지에 논문을 싣는 것이 과학계에서 권위를 부여함을 지적하고 있다.

서 그와 동승취재도 마다하지 않았다.

2005년 12월 13일에 <내일신문>과 한국리서치의 여론조사에 의하면 국민들은 황우석 교수의 연구결과를 부풀려서 나라를 충격에 빠뜨린 가장 큰 잘못을 언론에 전가하고 있다. 언론의 책임을 물은 국민이 34.4%였음에 반해, 정부의 책임은 22.9%, 과학계의 문제는 19.8%였다. 국민들이 황우석 사태를 가져온 일등 공신을 언론으로 꼽았던 데에는 나름대로 이유가 있었다. 우선 언론은 황우석 교수의 업적을 수 년간 지속적으로 보도했다. 1990년대에 이미 언론은 황우석 교수가 보통 젖소보다 두 배 가량 우유를 더 만드는 슈퍼젖소를 개발했다고 크게 보도했으며, 뒤이어 송아지를 두세 마리 낳는 초우량소를 개발한 것도 강조해서 보도했다. 1999년 국내 최초의 복제소인 영롱이의 탄생도 언론에 의해서 대서특필되었고, 이는 황우석 교수를 국민적 스타로 만든 출발점이었다고 볼 수 있다. 같은 해에 황우석 교수는 백두산 호랑이를 복제한다는 계획을 세웠는데, 결국은 실패한 이 연구도 언론에 의해서 곧 성공할 것처럼 지속적으로 보도되었다.

2000년대에 들어와서도 언론은 황우석 스타만들기에 열심이었는데, 2003년의 광우병 내성소의 개발, 2004년과 2005년의 Science 논문, 2005년의 스너피 복제는 일간지의 1면 헤드라인을 장식하곤 했다. 언론은 2004년 황우석 교수 노벨상 후원회 결성, 2005년 국가최고과학자 선정, 2005년 줄기세포허브 개소식 등 과학적 업적이 아니어도 그와 관련이 있는 사건들을 앞을 다투어 보도했다. 국민들이 기자회견장에 직접 참석하거나 Science에 실린 논문을 직접 읽지 않는 이상, 국민들은 이러한 미디어의 보도를 통해서 황우석 교수를 접할 수밖에 없었다. 미디어는 대다수 국민에게 황우석이라는 사람과 그의 연구를 접할 수 있던 유일한 창구였다.

또 언론은 황우석 교수에게 불리한 보도는 거의 보도하지 않았다. 우량 복제소 농가 보급계획은 참담한 실패로 끝났는데, 복제소를 보급하겠다는 황교수의 계획은 언론에 대서특필되었음에 반해서 그 결과가 실패했다는 사실은 거의 보도되지 않았다. 백두산 호랑이 복제의 실패에 대해서도 물고 늘어지는 언론은 없었으며, 학계 일각에서 의혹을 제기했던 광우병 내성소의 개발에 대해서도 심층적 보도는 없었다.[4] 특히 2004년 Nature지가 황우석 교수의 연구원의 난자가 그의 연구에 사용되었다는 의혹을 제기하자, 한국의 언론은 Nature가 Science에 특종을 놓친 것을 시기하는 마음에서 이러한 의혹을 제기했다고 추측 보도했다. 국민들로 하여금 Nature와 Science가 마치 특종을 놓고 경쟁하는 신문의 속성을 가진 것처럼 생각하게 만들었던 것이다. 또 국내의 유수 일간지들은 이 Nature의 보도가 오보였다는 기사를 실었는데, Nature가 오보라고 인정한 것은 난자 의혹이 아니라 한양대 IRB와 관련된 것이었다. 다른 부서들도 매일매일 쏟아지는 사건을 보도하기 바쁘지만, 과학 언론에서도 황우석처럼 주목을 받는 과학자에 대한 심층 추적 보도는 존재하지 않았던 것이다.

황우석 사태가 발발한 2005년 11월 이전에도 이러한 언론 보도에 대한 심각한 문제제기가 있었다. 과학저술가이자 STS학자인 김동광 박사는 "'황우석 신드롬'의 사회학"이란 논문에서 황우석 교수에 대한 언론의 보도가 '스타 만들기'식의 보도로 일관되고 있음을 지적하면서, 언론이 선정적이고 국수주의적인 제

4) 광우병을 일으킨다고 알려진 프리온 이론의 탄생과 수용 과정에 대해서는 Carol Reeves, "An Orthodox Heresy," *Science Communication* 24, 2002, pp.98~122.

목을 뽑고, Nature지의 의혹제기에 대해 매우 제한적으로 대응했으며, 줄기세포 연구에 대한 외국 언론의 비판적인 기사는 물론 2005년 5월 27일에 있었던 한국기독교생명윤리협의회의 비판 성명을 거의 보도하지 않는 등, 황우석에게 비판적인 의견을 보도하는 데 무척 인색했음을 지적했다. 또 그는 언론이 33조원의 경제적 기대효과와 같은 사실-주장(fact-claim)을 마치 사실(fact)인 것처럼 부풀려서 보도함으로써 국민들에게 허황된 기대감을 심어줬다고 비판했다. 성공회대 강사인 김명진 씨도 언론이 "'과학 대 윤리'의 대립구도를 내세워서 이른바 '발목 잡는 윤리'의 이미지를 고착"했으며, 지금의 배아 줄기세포연구가 임상에 적용될 수 있기까지에는 상당한 시간과 연구가 필요할 것이라는 외국 언론의 보도를 묵살하고 '사립문 몇 개'가 남았다는 황우석 교수의 주장만을 보도했다고 비판했다. 그는 이러한 과장보도의 예측이 달성되지 못했을 때 결과적으로 국민들에게 오히려 큰 실망을 안겨줄 수 있다고 지적했는데, 그의 지적은 바로 올해에 현실이 되어 나타났다.5)

황우석 사태 동안의 언론의 문제는 2005년 11월 22일 PD수첩이 난자매매 의혹을 제기한 이후 심각하게 드러났다. 잘 알려져 있다시피, 뉴스 전문 케이블 방송국인 YTN과 KBS는 MBC를 비판하면서 황우석 살리기에 앞장섰다. 특히 YTN은 2005년 11월 22일에는 "미국에선 난자 제공사례 합법", "줄기세포 연구 거의 중단상태"와 같은 뉴스를 내보냈고, 24일에는 "황교수팀 법윤리준칙 위배되지 않아" "MBC PD수첩 후폭풍에 곤혹" "기로

---

5) 김동광, 「황우석 신드롬'의 사회학: 스타 과학자 만들기를 중심으로」, 『환경과 생명』, 제45호, 2005, pp.42~54; 김명진, 「황우석과 '나쁜' 언론」, 『환경과 생명』, 제45호, 2005, pp.66~76.

에 선 줄기세포 허브" 등의 뉴스를 방영하였다. 특히 안규리 교수를 동행해서 MBC PD수첩팀의 김선종 연구원의 인터뷰가 조작이었다고 12월 4일에 보도한 YTN은 계속해서 황우석 교수를 옹호하는 뉴스를 보도했다. 12월 6일에는 "줄기세포 연구 6개월 후퇴"와 같은 뉴스를, 7일에는 황우석 교수의 병실을 취재한 뉴스를 보도했고, 서울대 소장 연구자들의 성명을 보도한 8일 뉴스에서도 황우석 교수의 입장만을 대변했다. 12월 9일에도 황우석 교수 인터뷰를 방송했으며, 10일에도 김선종 연구원에 대한 뉴스를 통해서 황우석 교수에 대한 의혹을 일축하려 했다. 이러한 보도는 포털 사이트 등을 통해서 YTN 케이블 TV를 보지 않는 사람에게도 영향을 미칠 수 있었다.

신문사의 경우 황우석 교수를 지지하는 기사를 경쟁적으로 내보냈던 언론사가 통신사인 <연합뉴스>와 일간 신문사 <조선일보>, <동아일보>였다. <연합뉴스>는 2005년 11월 22일에 "배아줄기세포 연구 중단 없이 가야" 24일에는 "배아줄기세포 연구 차질 없어야"라는 기사를 냈으며, 27일에는 "황교수 없어 줄기세포 연구 차질"과 같은 기사를 내보냈다. 12월 6일 이후에도 <연합뉴스>는 "사이언스 논란 사진은 섀튼 교수가 제공" "황박사 논란 부주의한 데이터 처리 원인일수도" "황교수팀, '4대 의혹은 황우석 죽이기' 주장" "과기부, 서울대 검증으로 연구 지연 우려" 등의 기사를 내보냈다. <조선일보>와 <동아일보>도 섀튼 교수가 난자의혹과 관련해서 황우석 교수와 결별을 선언한 후에 연구원 난자 기증은 사실이 아니라는 박기영 보좌관의 입장을 보도했으며, 섀튼 교수는 아쉬울 것이 없다는 추측성 보도도 버젓이 실었다. PD수첩의 보도 이후에도 <동아일보>와 <조선일보>는 난자 의혹을 합리화하는 기사를 특종 보도하곤 했다. 이들 신문은 난자 기증이 문제가 되는 것은 서구의 윤리의 잣대로 한국의 문제를 보기 때문이라고 분석하기도 했다. <조선일보>는 PD수첩 때문에 줄기세포 연구가 차질을 빚어 막대한 국익의 손실이 초래된다는 기사를 보도했고, 12월 3일에는 PD수첩에서 황우석 교수의 발목을 잡는 동안에 황우석 교수가 세계 첫 논문의 발표 기회를 일본에 빼앗겼다는 왜곡된 기사를 실었다. BRIC의 폭로에 대해서도 <동아일보>는 사진이나 DNA 지문이 조작이라기보다는 실수에 가까운 것이라는 보도를 했다. 이런 기사들의 대부분은 나중에 오보, 과장, 왜곡으로 밝혀졌던 것들이었다.

2005년 11월 중순에서 약 한 달간 국내의 주요 일간 신문들이 황우석 교수의 편을 무비판적으로 들었던 데에는 이 신문사 기자들이 지난 수 년간 황우석 교수를 취재하면서 황교수와 개인적으로 무척 가깝게 된 데에다가 황우석 교수와 서로 신뢰를 교감하는 사이가 되었다는 이유도 있었다. 11월에 불거진 난자 의혹에 대해서는 이들 기자들이 '황우석 교수가 하는 연구의 국가적, 과학적 중요성에 비추어 볼 때 난자 의혹 정도는 덮어줘야 한다'는 식으로 생각했던 것으로 보인다.[6] 반면에 12월 1일에 PD수첩에 의해서 논문 조작 의혹이 제기되었을 때에 이들 기자들 대부분은 논문이 조작되었을 가능성 자체를 받아들이지 못했다. 당시 과학자들 대부분, 국민들 절대다수도 논문 조작 가능성 자체를 인정하지 못했던 것과 마찬가지였다. 11월 27일 노무현 대통령은 PD수첩의 논문 조작 취재에 대한 보고를 받고, "수십 명의 교수, 박사들이 황 교수와 짜고 사기극을 벌이고 있

6) 4절과 5절의 기자 간담회 참조.

고, 세계가 그 사기극에 놀아나고 있다"는 것이 도저히 납득이 가지 않는다고 했다. 과학기자를 포함한 다른 사람들도 당시에는 비슷한 심경이었다.

그렇지만 기자들의 입장은 그 동안 황우석 교수를 취재하면서 쌓았던 신뢰를 기반으로 한 것이었고, 따라서 이들 대다수는 입장을 바꾸기가 더더욱 힘들었다. 12월 4일 YTN의 (나중에 오보로 밝혀진) 폭로가 있은 다음날인 12월 5일부터 12월 7일까지 동아일보와 조선일보는 황우석 교수를 옹호하고 MBC를 비판하는 기사를 1면을 비롯하여 각 지면에 크게 게재했다. BRIC의 폭로가 있은 뒤에도 <동아일보>는 황우석 교수를 지지하는 기사를 게재했고, 서울대 소장 교수들이 논문 조작을 의심하면서 황우석 교수 연구를 조사할 것을 총장에게 건의한 뒤에도 <동아일보>는 이 건의를 자연대 교수와 수의대 교수들 사이의 알력으로 보도했다. 섀튼이 논문에서 자신의 이름을 빼달라고 요청한 14일에도, 동아일보는 '아이러브 황우석' 카페의 운영자 윤태일씨의 인터뷰를 일방적으로 실었다. 그는 이 인터뷰에서 PD수첩을 맹렬하게 비난했다.

이렇게 황우석 사태에서 보여주었던 언론의 행태에 대해서는 지난 몇 개월 동안에 많은 비판이 이루어졌다. 누구보다 먼저 2005년 12월 중순 이후에 몇몇 언론사들은 황우석 교수의 연구나 이후 논문 조작과 관련해서 '사실'을 보도하는 것과는 거리가 먼 보도를 행했음을 시인하고 사과문을 발표했다. 2006년 1월에 열린 황우석 사태에 대한 첫 토론회에서도 언론의 잘못을 질타하는 발표가 있었으며,[7] 이 뒤로 비슷한 지적이 지속적으로

7) 정은경, 「언론이여, 반성을 하자! — 언론의 역할은 이제부터가 시작이다」, 『황우석 사태로 본 한국사회의 현재와 미래』, pp.18~23, 생명공학감시연

이루어졌다. 동아일보에서 의학을 담당했던 이성주 기자는 황우석 사태를 겪으면서 자신이 경험한 일을 기록해서 <황우석의 나라>라는 책을 출판했으며, 인터넷 신문 <프레시안>을 통해서 황우석 사태 동안은 물론 그 이전에도 지속적으로 황교수의 연구와 정부의 생명과학 정책을 비판했던 강양구 기자도 <침묵과 열광 — 황우석 사태 7년의 기록>에 공저자로 참여했다. <황우석의 나라>와 <침묵과 열광>의 상당 부분은 언론 보도에 대한 비판이다.

한국의 과학 언론에 문제가 많았다는 점을 부인할 수는 없다. 언론사 자체가 뼈를 깎는 심정으로 쓴 사과문을 낼 정도였기 때문이다. 그렇지만 모든 잘못을 언론, 그것도 과학기자들에게만 돌리는 것은 문제가 있다. 언론이라는 것은 기사의 작성자, 취재원, 독자가 서로 연결되어 상호작용을 하는 시스템이기 때문이다. 황우석 교수에 대한 보도에서 무엇이 문제였고, 또 이런 문제를 고치기 위해서 앞으로 무엇을 해야 하는가를 모색하기 위해서, 다음 절은 과학과 언론과의 관계를 분석한 서구 학자들의 선행 연구를(황우석 사태와 관련이 깊은 것만을 선정해서) 비판적으로 개괄해 보려 한다.

Ⅲ. 과학과 미디어에 대한 논점과 최근 연구경향들

과학과 미디어의 관계에 대해서는 단순하고 과장된 이해가 대부분이다. 과학과 언론의 관계에 대한 한 가지 주장은 과학자

대 토론회, 생명공학 감시연대, 2006.1.18.

가 언론을 멀리해야 한다는 것인데, 우리나라 과학자들이 일반적으로 가지고 있던 이러한 태도는 황우석 사태를 겪으며 더 뚜렷해졌다. 그렇지만 이는 현대 사회에서 매스 미디어가 과학 연구를 시민과 정책결정자들에게 알림으로써 과학과 사회를 이어주는 중요한 채널이 되었다는 점을 무시한 생각이다. 20세기 이전의 과학자들은 자신의 연구를 논문으로 출판해서 과학자 사회 내에서 명성을 쌓고 이 명성을 바탕으로 작은 연구비나 실험공간을 얻어서 연구를 할 수 있었다. 그렇지만 20세기 중엽 이후에 연구비의 규모가 개인이 부담할 수 없을 정도로 커지고 기초과학 연구에 필요한 대부분의 연구비가 정부예산, 즉 국민의 세금에서 나오는 지금, 과학자는 자신의 연구가 가치 있다는 것을 동료 과학자들 이외에도 정책결정자와 시민에게 납득시켜야 할 필요가 커졌다.[8] 언론의 역할은 여기에서 그치지 않는다. 과학자들은 언론을 통해서 과학에 대한 시민들과 학생들의 흥미를 유발해서 후세대 과학자들을 유인하고, 현재와 미래에 중요한 과학 분야를 소개하며, 연구개발정책의 문제점을 지적할 수 있다.

황우석 사태를 호되게 겪은 우리나라에서 과학 언론에 대해 제기되는 또 다른 비판은 언론이 과학적 사실을 왜곡해서 보도하고, 기자들이 과학을 충분히 이해할 자질을 갖추지 못했다는 것이다. 과학자들은 종종 이것이 언론의 보편적 특성이라고까지 한다. 그렇지만 이러한 비판이 과학 언론의 모든 경우에 적용될 수 있는 '과학적' 근거가 있는 것인지는 조금 더 따져 보아야 한다. 외국의 경우에도 이러한 비판은 무척 흔한데, 영국의 TV와 신문의 '동성애 유전자'(gay gene)에 대한 보도를 분석한 밀러

8) Peter Weingart, "Science and the Media," *Research Policy* 27 (1998), pp.869~879.

(David Miller)는 동성애 유전자라는 센세이셔널리즘이 과학 보도 기자들의 창작품이 아니라 세간의 주목을 원하는 몇몇 과학자들의 주장과 이를 증폭시킨 과학 학술지에서 비롯되었음을 잘 보여주고 있다.[9] 그의 분석에 따르면, 게이 활동가들의 압력을 받는 미디어의 경우에는 오히려 이러한 센세이셔널리즘과 이를 근거로 들어 동성애자들을 차별하는 행위를 비판하는 어조의 개방적인 기사가 주를 이루었던 반면에, 과학 전문 저널은 유전자가 동성애를 '결정한다'는 식의 과장 섞인 보도를 내어 놓았던 것이다. 이 경우에 과학 전문저널의 시각이 언론의 시각보다도 오히려 협소했는데, 이러한 사례는 과학 언론보도를 상세히 분석할 경우에 종종 드러나는 현상이다.[10] 황우석 사태에서도 집중 포화를 맞은 언론의 보도는 기자의 창작품이 아니라 대부분 황우석 팀으로부터 나온 정보에 근거한 것들이었다.

미디어가 과학을 단순한 형태로 왜곡 보도한다는 생각은 과학과 미디어의 관계에 대한 '전통적 관점'에 근거하고 있다. 이 관점에 의하면, 과학자에 의해서 만들어진 (참된) 과학 정보는 미디어를 통해서 대중에게로 전파된다는 것이다. 따라서 이 경우 대중의 과학 지식은 최선의 경우에 단순화된 지식이 되고, 최악의 경우에는 오염된 지식이 될 수밖에 없다. 또 대중화된 과학

9) David Miller, "Introducing the 'Gay Gene': Media and Scientific Representation," *Public Understanding of Science* 4, 1995, pp.296~284.

10) 위험 보도에 대한 Dunwoody and Peters의 연구도 과학자나 정책 결정자들이 얘기하듯이 언론의 보도가 센세이셔널한 것만은 아님을 보여주며 오류의 대부분도 공식적인 정부의 보고서에서 연유했음을 보여준다. 또 Borman의 분석은 미디어의 보도의 정확도가 전반적으로 우수한 정도임을 보여주고 있다. Sharon Dunwoody and Hans Peter Peters, "Mass Media Coverage of Technological and Environmental Risks: A Survey of Research in the United States and Germany," *Public Understanding of Science* 1 (1992), pp.199~230.

지식은 과학자들이 가지고 있던 원래 과학에 비해서 그 지위가 현격히 떨어지는 저급 지식이다. 게다가 미디어의 속성상 복잡한 과학이론과 언어를 일반 언어로 표현한다는 것도 불가능하다. 이러한 관점에서 볼 때는, 미디어가 과학 지식을 왜곡하지 않는다면 그것이 오히려 이상할 정도이다.

그렇지만 최근에 이러한 관점을 비판하면서 등장한 "뉴스 밸류(News Value) 이론"은 과학과 미디어의 관계를 과학 지식의 구성주의와 독일 사회학자 루만의 시스템이론에 기초해서 다시 해석한다. 과학 지식의 구성주의는 과학이 지식 생산의 권위를 독점하는 것을 비판하면서 미디어가 생산한 지식에도 나름대로의 '실재성'(reality)이 있음을 인정한다. 또 루만의 시스템 이론은 사회를 기능적으로 분화된 시스템들 사이의 상호작용으로 파악하는데, 이에 따르면 과학과 미디어는 서로 다른 가치체계를 가진 채로 상호작용하는 시스템으로 파악된다. 과학에서는 '과학적 명성'을 만들고 유지하는 것이 과학 지식의 생산은 물론 과학과 다른 시스템의 관계를 위해 가장 중요한 메커니즘이 되고, 미디어는 '자기 지시성'(self-referentiality)을 특성으로 갖는다. 여기서 자기 지시성이란 미디어의 보도가 (다른) 미디어의 대상이 된다는 의미인데, 이는 미디어가 어떤 뉴스를 보도하는가가 (다른) 미디어에서 그 뉴스를 얼마나 보도하는가라는 뉴스 밸류에 의해서 결정된다는 것이다. 이러한 관점을 종합해 보면 과학에서 중요한 발견이 자동적으로 미디어의 보도 대상이 되는 것이 아님이 자명해지는데, 미디어는 과학적 중요성이라는 기준을 포함한 여러 기준에 의해서 스스로 판단한 뉴스 밸류에 따라 과학적 성과를 보도하기 때문이다. 과학과 미디어의 관계는 상위에서 하위로 정보가 흐르는 관계가 아니라, 서로 다른 가치체계를 가진 독자적인 시스템 사이의 복잡한 상호의존과 상호작용이 되며, 이렇게 다른 시스템들 사이의 갈등은 필연적으로 발생할 수밖에 없다.[11)]

과학과 미디어의 관계를 정보의 위계적 전달이라는 관점에서 보는 것을 탈피하면, 언론에 보도된 과학 기사를 분석하고 평가할 때에도 여기에 과학적 사실의 객관적 보도라는 기준만을 적용하는 것을 탈피할 수 있다.[12)] 이러한 관점을 적용한 과학 커뮤니케이션 연구의 최근 동향은 미디어가 갖는 다중성(multivalent characteristic)과 독자의 적극적인 역할을 드러내고 있다. 우선 시민들이 과학 관련 정보를 얻는 채널은 신문에 국한되어 있지 않다. 시민들은 신문 이외에도 TV, 인터넷, 잡지, 라디오 등의 매체를 통해서 과학 정보를 얻으며, 심지어 친구들로부터 얻는 정보도 상당하다. 다중적인 정보의 원천과 뉴스를 받아들이는 시민들의 적극적 해석은 종종 매스 미디어에서 보도한 내용과 시민들의 견해가 일치하지 않는 결과를 낳기도 한다. 1992년에서 2001년 사이에 뉴욕타임스지와 워싱턴포스트지에 보도된 생명공학 기사와 2003년에 이루어진 생명공학에 대한 미국 시민들의 의식조사를 비교한 텐 에이크(Toby A. Ten Eyck)의 연구는 시민들이 정부나 특히 기업의 의견보다 과학자들의 의견을 더 신뢰하며, 유전적으로 조작된 식품의 위험을 세포 치료와 같은 의료행

---

11) Dunwoody and Peters, "Mass Media Coverage of Technological and Environmental Risks: A survey of research in the United states and Germany," *Public Understanding of science* 1, 1992.

12) 과학적 사실의 객관적 보도만을 기준으로 미디어의 과학 기사를 평가하는 것을 Lee Wilkins는 계몽주의적인 객관성에 뿌리를 두고 있는 것으로 비판하고 있다. Lee Wilkins, "Between Facts and Values: Print Media Coverage of the Greenhouse Effect, 1987-1990," *Public Understanding of Science* 2, 1993, pp.71~84.

위의 위해보다 더 높게 평가한다는 점에서 뉴스를 받아들이는 독자의 적극적 해석행위가 일어난다는 점을 보여주고 있다.[13)]

과학 보도에서 정보의 원천, 즉 취재원은 중요한 연구를 수행한 과학자나 그가 속한 연구소인 경우가 많다. 8개 영국 일간지가 복제(cloning)를 보도한 내용을 분석한 홀리먼(Richard Holliman)의 연구는 복제 연구를 수행하는 과학자나 로슬린 연구소(Roslin Institute), PPL과 같은 연구 기관이 그들의 실험 결과를 널리 알리기 위해 미디어에 적극적으로 홍보를 했고, 그 결과 이들이 뉴스의 주요 원천이 되었음을 보이고 있다. 그렇지만 이 경우에도 과학 기자들의 기사 작성은 정보 제공자의 전략을 일방적으로 반영한 것은 아니었다. 기자들은 정보를 선별적으로 받아들였고, 과학 외적인 문제를 다루기도 했다. 한편, 이를 받아들이는 대중은 SF와 같이 자신들이 알고 있는 이야기와 기사를 혼합해서 복제 기사를 점점 더 인간 복제에 대한 내용으로 받아들였고, 이는 공공 영역에서 복제에 대한 전면적인 논쟁을 불러일으키는 원인이 되었다. 홀리먼에 의하면 이러한 독자의 해석행위는 뉴스의 생성에 다시 영향을 미쳤다. 이를 종합해 보면, 과학 언론은 보도에서 해석으로의 일방적인 방향이 아니라, 대중, 미디어, 기자, 과학자와 연구소라는 서로 다른 행위자들이 과학 기사의 내용, 생성, 수용에 모두 영향을 미치는 복잡한 피드백 루프를 형성하는 과정이라고 볼 수 있다. 이 경우 시민들은 그들의 사회적 맥락, 정보의 대안적 원천, 기존의 선입견과 신념, 경험에 의거해서 과학 기사를 소비하고 재해석했다.[14)] 홀

---

13) Toby A. Ten Eyck, "The Media and Public Opinion on Genetics and Biotechnology: Mirrors, Windows, or Walls?" *Public Understanding of Science* 14, 2005, pp.305~316.

리먼의 연구 외에도 기술적 위험이나 BSE(광우병)과 같은 경우 미디어의 역할을 분석한 연구들도 대중들의 여론이 단순히 미디어에 의해서 일방적으로 형성되는 것이 아님을 보여주고 있다. 이 경우 미디어의 역할은 단기적으로 여론을 조성하는 것이라기보다는 대중의 관심이 되는 어젠더를 형성하고 문제를 바라보는 프레임(frame)을 만드는 식으로 장기적이고 미묘하게 나타난다.[15)]

언론의 기사를 분석할 때 '프레임'(frame)이라는 개념 틀을 사용한 것은 오래 되었는데,[16)] 최근에는 과학 언론에 대한 분석서도 이러한 프레임 개념을 채용하고 있다. 프레임은 선별된 보도에 대한 심층적 분석과 다량의 보도에 대한 정량적 분석의 장점을 취합해서 기사 보도 내용을 질적으로 분류하는 개념인데, 독일과 아일랜드의 인간게놈 연구에 대한 신문 보도를 분석한 오마호니(Patrick O'Mahony)와 셰이퍼(Mike Schafer)의 연구는 프레임 분석(frame analysis)에 담론을 통한 사회적 집합체 형성 과정을 반영하는 담론 연합(discourse coalition)이라는 개념을 복합적으로

---

14) Richard Holliman, "Media Coverage of Cloning: A Study of Media Content, Production and Reception," *Public Understanding of Science* 13, 2004, pp.107~130.

15) Susanna Hornig, "Reading Risk: Public Response to Print Media Accounts of Technological Risk," *Public Understanding of Science* 2 1993, pp.95~109; David Miller, "Risk, Science and Policy: Definitional Struggles, Information Management, the Media and BSE," *Social Science and Medicine* 49, 1999, pp.1239~1255.

16) Herbert Gans는 기사 작성자의 문화적 가치 체계인 프레임이 기사의 선택뿐만 아니라 독자나 시청자를 위해서 이 기사의 이야기의 '골격을 어떻게 정할 것인가'(framed)를 결정한다고 지적했다. 그가 지적한 6가지의 프레임은 Ethnocentrism, Altruistic Democracy, Responsible Capitalism, Small-town Pastoralism, Individualism, and Moderatism 등이다. Herbert Gans, *Popular Culture and High Culture,* Basic Books, N.Y. 1974; *Deciding What's News,* Random House, N.Y. 1979, pp.41~52.

사용하고 있다.[17] 이들은 인간게놈 연구에 대해서 미디어에 보도된 프레임의 내용을 진보 프레임, 경제 프레임, 초월 프레임, (불)평등 프레임, 사유재산 프레임, 규제 프레임이라는 6개의 프레임으로 분류하고, 담론 연합을 경제적 합리성 연합, 과학적 진보연합, 대항과학연합, 근본적 비판연합이라는 4개의 연합으로 구분한다.[18] 이들은 이러한 분석을 통해서 독일의 경우에는 4가

---

17) 담론 연합이란 문화적으로 구조화된 소통의 네트워크이다. 이는 담론 구조화와 사회적 구조화의 과정을 동시에 보여주며, 관념화의 상징적 힘을 드러낸다. 행위자의 단위인 개인은 자신의 사회적 지위를 이탈해서 담론의 연맹이라는 집합체에 결집된다. 이 담론 연맹은 비슷한 주장을 하는 행위자들의 클러스터를 통계적으로 구분함으로써 드러낼 수 있다. Patrick O'Mahony and Mike Steffen Schafer, "The 'Book of Life' in the Press: Comparing German and Irish Media Discourse on Human Genome Research," *Social Studies of Science* 35, February, 2005, pp.99~130.

18) 진보 프레임은 역사-과학적 진보로써 '경이' '혁명' 등의 어휘를 사용하며 의학적 진보로써 의약품, 진단법, 치료 및 장기효과에 대한 문화적 가치를 포함하는 기사이며, 경제 프레임은 인간게놈프로젝트의 이윤추구, 신기업 창출, 주식 이윤, 고용 창출과 같은 경제적 효과와 국제 경제/과학 경제적 경쟁에 대한 내용을 포함하는 기사이다. 초월적 프레임은 자연계에 대한 인위적 접근으로써 인간게놈프로젝트를 보는 관점으로 이러한 프레임은 자연을 보존되어야 하는 초월적인 존재로 간주한다. 여기서는 자연과학과 사회과학의 상대적 중요성이 적절하게 논의되어야 한다는 내용을 포함한다. (불)평등 프레임은 게놈을 특정 민족그룹이나, 인간성, 또는 모든 생명의 공통의 근원을 가리키는 척도로 파악하거나, 출생전(비정상적 태아감별)과 출생후(학교, 직장, 보험회사에서의 차별)의 유전학적 불평등과 차별에 대한 강조를 포함하는 기사이다. 사유재산 프레임은 유전학적 정보나 물질의 소유권에 대한 일반적 문제, 유전자와 같이 초개인적 정보에 대한 소유권 문제, 특정 개인의 유전 정보에 대한 소유권 문제를 담고 있는 기사의 프레임이다. 마지막으로 규제 프레임은 사회 및 과학에 있어서 정치적, 법적인 제재나 규제결정에 있어 공적 참여를 강조하는 프레임이다.

경제적 합리성 연합은 제약회사를 위한 주식시장을 언급하며 인간게놈 연구를 기반으로 한 이윤창출 효과를 강조하는 연합으로 고용창출 및 국가 경쟁력 강화 효과를 강조한다. 여기서는 인간게놈 연구를 의학진보를 위한 역사적/과학적 성취로 평가하며, (불)평등, 초월, 규제에 대한 언급

지 담론 연합이 다 나타나지만 아일랜드의 경우에는 '경제적 합리성 연합'이 나타나지 않으며, 대항과학연합이 독일의 경우보다 아일랜드에서 취약했음을 보였다. 이러한 이유는 우생학을 경험했고 그 결과 규제와 사적 소유의 제한을 강조한 독일과 자국의 경제 발전을 도모하는 아일랜드의 역사적, 문화적 차이에서 찾아졌다.

황우석 사태에서도 비슷한 분석을 적용해 볼 수 있다. 난자 의혹이 불거진 2005년 11월 이전까지 황우석 교수의 연구에 대한 중앙 일간지와 방송사들의 과학 보도들은 1) 과학의 진보, 2) 경제적 효과, 3) 난치병 치료, 4) 한국인의 민족적 긍지, 5) 노벨상이라는 프레임을 엮은 것들이었다. 이러한 "주류 담론"은 중앙 일간지 중에 가장 진보적이라고 간주되던 <한겨레신문>마저 비슷했다(한겨레신문은 한겨레와 황우석 교수가 닮았다는 광고까지 내보냈다). 물론 황교수 연구에 대한 비판적 기사나 칼럼이 없었던 것은 아니었는데, 이런 비판은 주로 위의 5가지 범주와 대립점을 찾기 힘든 배아의 지위에 대한 윤리문제나 *Nature*와 국내 생

을 회피한다. 과학적 진보연합은 인간게놈계획을 필연적인 과학적 진보로 파악하며, '혁명' '경이'와 같은 단어를 사용해서 이를 극찬한다. 여기서는 초월을 거부하고, 대신 규제와 연구 결과의 사유화를 반대하며, 경제적 효과 등은 순수 과학연구를 강조하기 위해서 배제된다. 세 번째 대항과학연합은 인간게놈 연구에 직접 참여하지 않는 과학자들, 자연과학자들, 사회과학자 및 철학자들이 보이는 태도로서, 생명과학의 자연조작에 대한 우려와 도덕, 종교, 과학의 경계의 붕괴와 재정립의 필요성이라는 '초월' 프레임을 강조한다. 또 여기서는 출산전 유전학적 테스트에 의한 낙태의 가능성 우려, 직장, 학교, 보험회사로부터의 잠재적 차별에 대한 우려, 우생학에 대한 언급 등 (불)평등 프레임의 내용도 대부분 포함한다. 마지막 근본적 비판연합은 NGOs, 교회지도자들, 예술가들, 개별시민들, 극소수의 사회·자연 과학자들로 구성된 연맹으로, 인간게놈 연구의 원동력으로 작용하는 경제적 동기와 유전정보의 특허화 움직임에 반대하고 과학의 진보 자체도 비판하고 부정한다. 이들은 제도화된 규제보다는 시민참여를 더욱 강조한다. 상게서.

명윤리학자들이 제기했던 난자 채취의 윤리문제에 대한 것이었다. 하지만 배아는 곧 생명이라는 기독교의 신념에 입각해서 배아의 파괴를 비판했던 사람들은 잔여배아 연구를 허용하는 상태에서 사회적 공감대를 이끌어내는 데 실패했다. 게다가 윤리 문제를 제기한 사람들은 불법적 난자 채취에 대한 증거를 확보하기 힘들었을 뿐 아니라, 이 과정에서 윤리가 과학의 발목을 잡는다는 담론에 대항하는 데 힘겨워했다. 결과적으로 이들 대부분은 "윤리와 과학의 발전이 모순되는 것이 결코 아니다"거나 "윤리가 오히려 과학의 진정한 진보를 가져올 수 있다"고 주장함으로써, 윤리를 주류 담론의 구석에 편입시켰다. 아주 드물게 외신을 이용해서 난치병 치료라는 세 번째 범주가 과장되었다는 보도나 의견개진이 있었지만,[19] 이러한 간헐적 문제제기는 세간의 주목을 거의 받지 못하는 소수의견으로 남아 있었다.[20]

주류 담론을 견제하고 비판할 수 있는 대안 담론이 불가능했던 것은 아니었다. 대안 담론은 1) 과학의 무제한적인 발전에 대한 견제, 2) 경제 발전에 대한 대안과 비판, 3) 성체줄기세포를 비롯한 대안적 난치병 치료방법 개발, 4) 탈민족주의, 5) 과학 저변의 확대 등의 테마를 엮어서 만든 것이어야 했다. 그렇지만 황우석 교수와 그의 연구에 대해서 비판적이었던 사람들은 효과적인 연대를 달성하지 못했다. 과학자들 중에 연구비 몰아주기와 노벨상 신화에 대해서 부정적인 시각을 가진 사람들도 과학의 진보, 경제적 효과, 난치병 치료에 대해서는 호의적이었고 민족적 긍지에 대해서도 적극적이었다. 과학의 진보와 민족주의

19) 「줄기세포 전망 과장됐다」, 내일신문, 2005.9.7.

20) 필자의 「과학기술학은 황우석 사태를 어떻게 읽어야 하는가」『역사비평』, 2006년 봄호, pp.55~81 참조.

에 대해서 비판적이었던 비평가들은 과학의 내용과 관련된 영역에 대해서는 침묵했다. 성체줄기세포 연구를 대안으로 제시한 연구자들은 배아연구의 윤리적 문제를 지적하곤 했지만, 과학의 발전, 경제적 효과, 민족 자긍심 고취와 같은 다른 부분에 대해서는 지지하거나 중립적인 입장을 보냈다. 결국 이렇게 상이한 목표를 지닌 비판자들 사이에서는 연대라고 할 것이 거의 형성되지 못했다. 이에 반해서 황우석 교수의 연구는 과학의 진보, 경제적 성장, 난치병 치료, 2002년 다이나믹 코리아의 감동을 잊지 못하는 한국인의 민족적 긍지,[21] 노벨상에 대한 염원이 만나는 접점을 상징했다. 라투어의 용어를 빌리자면 황우석 교수의 연구는 일종의 '의무통과점'(obligatory passage point)이었던 것이다.

황우석 박사의 연구에 대한 보도만이 아니라, 2005년 11월 이후의 '황우석 사태'에 대한 보도에서도 언론은 중요한 역할을 했다. 2005년 11월에서 2006년 1월 사이에 한국의 언론의 역할을 분석해 보면, 과학 관련 논쟁에서 미디어의 역할을 분석한 기존의 연구와의 공통점과 차별성이 모두 드러난다. 혁신적인 과학 연구와 과학 사기(scientific fraud)의 경계에 위치했던 저온핵융합(Cold Fusion) 현상에 대한 논쟁은 특히 미디어의 역할이 두드러졌던 경우이다. 저온핵융합의 발견자였던 폰즈(Stanley Pons)와 플라이쉬만(Martin Fleischmann)은 기자회견을 통해서 자신들의 발견을 발표했고, 이후 언론의 경쟁적인 보도는 이와 관련된 논쟁을 유발하고 이를 종식시키는 데 중요한 역할을 했기 때문이다. 번더스(Joske Bunders)와 휘틀리(Richard Whitley)는 기자회견과 같은 과학의 대중화는 대중을 포함한 광범위한 집단에게 과학 연

21) 김현돈, 황우석 사태와 인터넷 포퓰리즘, 「제주의 소리 홈페이지」, 〈www.jejusori.net〉, 2005.1.24.

구의 정당성과 접근성을 증가시키기 위해 시도된다고 분석했다. 이에 대해서 부치(Massimiano Bucchi)는 기자회견이 저온핵융합과 같이 기존의 과학 패러다임에 잘 들어맞지 않은 연구들을 공표하는 데 사용된다고 하면서, 이럴 경우에는 패러다임을 바꾸는 혁명적인 과학인지 아니면 일탈한 과학인지를 판별하기가 쉽지 않다는 점을 지적했다. 그는 과학자가 이렇게 언론을 통해서 공공영역에 존재하는 기존의 지식을 구성하거나 재구성하는 활동을 '공공 과학'(public science)이라고 명명했다.22)

이에 대해서 투메이(Christopher Toumey)는 과학을 대중에게 표상하는 행위가 과학 지식만이 아니라 고유한 문화까지도 생산한다는 뜻에서 '주술적 과학'(conjured science)이라는 개념을 제창했다. 투메이는 상온핵융합이 미디어를 통해 주로 보도가 됨으로써 이것이 과학의 지적인 내용에서 분리되어 그 자체가 대중적 믿음과 기술을 통한 세상의 구원이라는 이데올로기의 성격을 띠게 되었다고 지적했다. 주술적 과학에서 과학자는 지식을 생산해 내는 사람에서 주술적 과학의 청중으로서 다른 대중과 비슷한 문화적 경향성을 가지게 되는 존재였다. 기어린(Tom Gieryn)은 미디어를 통해 실험 결과가 보도되는 과정에서 실험 증거를 내러티브화(narrativize)함으로써 실제 과학적 근거를 왜곡시킨다는 점을 강조했다. 과학이 미디어에서 표현될 때는 주로 신화적이고 영웅적인 내러티브를 사용하는데, 이것이 과학자들의 실험실 문

22) Joske Bunders and Richard Whitley, "Popularization Within the Sciences: the Purposes and Consequences of Inter-Specialist Communication," in Terry Shinn and Richard Whitley eds., *Expository Science: Forms and Functions of Popularization*, Vol IX, *Sociology of the Sciences Yearbook,* D. Reidel, Dordrecht, 1985, pp.61~78; Massimiano Bucchi, *Science and the Media: Alternative Routes in Science Communication,* Routledge, London, 1998.

화와 모순된다는 것이다.[23)]

언론을 통해 나타난 레토릭을 분석한 위의 연구와는 달리 과학기술학자 르원슈타인(Bruce Lewenstein)은 논쟁이 진행되면서 소통의 복잡성이 증가하는 것이 정보의 안정화와 논쟁의 종결을 가져오는 데 긍정적인 역할을 하는 사실을 강조했다. 물론 초기에는 정보가 늘어나서 과학적 합의로 이르는 과정에 혼란과 지연을 초래하는 것이 사실이다. 상온핵융합의 경우에도 매스 미디어와 새로운 종류의 소통(전자메일, 팩스, 인터넷 게시판 등)을 통한 정보량의 증가는 상온핵융합에 대한 논쟁을 지속시키는 역할을 했다. 그렇지만 이렇게 늘어난 정보라는 새로운 컨텍스트는 불확실성을 해명하는 기회를 제공함으로써 더 빨리 정보의 안정화를 가져왔다는 것이다. 즉 르원슈타인은 미디어의 역할이 신화적이고 상징적인 내러티브를 만드는 것이라기보다는 정보의 흐름을 촉진하는 것이라고 강조했다.[24)]

이에 대해서 과학사회학자 바트 사이먼(Bart Simon)은 구성주의 과학사회학에서 제시된 '실험자의 회귀' 개념을 사용해서 미디어의 역할을 재조명한다. 실험자의 회귀란 기존의 과학체계와 잘 맞지 않는 새로운 실험결과가 나와서 과학자들이 이 실험을 재연(replication)하는 경우에 어떤 실험이 원래 실험에 대한 합당

23) Christopher Toumey, "Conjuring Science in the Case of Cold Fusion," *Public Understanding of Science* 5, 1996, pp.121~133; Thomas Gieryn, "The Ballad of Pons and Fleischmann: Experiment and Narrative in the (Un)making of Cold Fusion," in E. McMullin ed., *The Social Dimension of Science* Notre Dame: University of Notre Dame Press, 1992, pp.272~294.

24) Bruce Lewenstein, "From Fax to Facts: Communication in the Cold Fusion Saga," *Social Studies of Science* 25, 1995, pp.403~436; "Cold Fusion and Hot History," *Osiris* 7, 1992, pp.135~163.

한 재연인가에 대해서 일종의 '사회적' 합의가 이루어진다는 것을 의미한다. 사이먼은 과학자 사회가 상온핵융합 실험의 정당한 재연 실험에 대한 합의를 하는 과정에서 초기에 미디어에 보도된 상온핵융합 실험에 대한 이해가 결정적인 역할을 했음을 보여주고 있다. 물론 미디어에 보도된 실험은 간략했고 세부적 내용이 빠져 있었기에 이를 접한 과학자들은 자신들의 지식을 사용해서 이를 채워야 했다. 그런데 바로 이렇게 언론 보도라는 불완전한 '텍스트'를 채우는 과정이 합당한 재연 실험을 결정하는 과정이었다는 것이 사이먼의 해석이다.[25]

황우석 사태를 통해서도 언론을 통한 홍보의 역할은 위의 과정과 흡사한 것들이 있다. 우선 황우석 박사 자신이 언론을 자신의 연구의 정당성(legitimacy)을 획득하는 데 적극적으로 사용했다는 것이다. 황우석 교수는 특히 외국에서의 기자 회견을 통해 자신의 *Science* 논문 성과를 공표했는데, 이 과정은 TV를 통해 중계되었고 이는 국민들에게 그에 대한 더 할 수 없는 신뢰를 심어주었다. 또 그는 "과학에는 국경이 없지만 과학자에게는 국경이 있다"든가 "쇠젓가락 기술"과 같은 민족주의적 담론을 퍼트렸는데, 이러한 담론은 언론에 의해서 직접 인용이 되면서 국민들에게 전달되었다. 언론에 의해서 직접 인용이 되는 과학자가 그렇지 않은 과학자에 비해서 더 높은 신뢰도를 지닌다는 연구결과를 볼 때,[26] 언론에 의해서 수없이 인용된 황우석 교수의

25) Bart Simon, "Public Science: Media Configuration and Closure in the Cold Fusion Controversy," *Public Understanding of Science* 10, 2001, pp.383~402; "Undead Science: Making Sense of Cold Fusion after the (Arti)fact," *Social Studies of Science* 29, 1999, pp.61~85.

26) Kim Sprecker, "How Involvement, Citation Style, and Funding Source Affect the Credibility of University Scientists," *Science Communication* 24, 2002, pp.72~97.

'어록'은 그에 대한 국민적 신뢰도를 높이는 데 중요한 역할을 했다. 또 황우석 교수의 논문 조작이 드러나고 이에 대한 과학계의 합의가 이루어지는 과정에서는 인터넷 매체의 역할이 결정적이었다. BRIC 사이트는 *Science* 논문의 사진 조작과 DNA 핑거프린팅이 조작되었다는 증거를 게재했으며, 이는 순식간에 다른 사이트로 퍼지면서 과학자 사회에서 논문이 조작되었다는 분위기의 반전을 만들어내는 데 결정적으로 기여했다. 정보가 증가하면서 대안적인 정보에의 접근이 용이해지고, 결과적으로 처음에는 상상도 하지 못했던 논문 조작과 관련된 논쟁이 급속하게 사실로 판명이 나면서 실질적으로 종결되었던 것이다.

Ⅳ. 과학 기자들의 '황우석 현상' 평가: 제1차 과학기자 간담회

과학기자들은 황우석 교수의 줄기세포 연구에 대한 자신들의 기사가 황우석 교수를 일방적으로 '찬양'한 것이라고 생각하고 있을까 아니면 나름대로 균형을 잡으려고 노력했다고 생각하고 있을까? 소위 '황우석 사태'가 발발하기 전인 2005년 10월 7일에 열린 기자 간담회에서 대부분의 과학 기자들은 자신들이 속해 있는 국내 주요 일간지의 기사들에 균형이 깨져 있음을 인정했다.[27] 황우석 교수에 대해서 호의적인 기사를 많이 쓴 것으로 알려진 국내 메이저 신문사의 한 과학기자는 이를 다음과 같이 정리했다.

27) 이 간담회는 2005년 10월 7일에 국내 6개 중앙 일간지 과학기자 7명이 참석한 상태에서 2시간에 걸쳐 이루어졌다.

개인적으로 황우석을 무척 존경합니다만 과장보도 내지는 과대포장, 실제 연구성과와는 다르게 포장되는 경향이 있습니다. 연구성과가 훌륭한 것만큼은 틀림없지만 다른 것보다도 많은 지면을 할애하는 것이 사실이죠. 또한 실제로 산업 등에 적용될 수 있을지도 모르는데, 폐기될지도 모르지요. 12년, 15년이 지나야 알 수 있는데, 현재 언론은 황우석에게 다 맡기라는 식의 태도로 과학적 분야에서 보면 문제입니다. 적용될 수 있는 시기, 방법 이런 걸 뛰어넘고 있는 거죠. 긍정적인 측면은 한국의 국민들에게 과학자들도 스타가 될 수 있다, 부와 명예를 얻을 수 있다는 것을 알려준 것이죠. 과학기술인상도 받고. 작년에 받은 상금만 4억원 가량인데. 이공계에 대한 희망을 주는 거죠.

이들은 자신들의 기사가 "황비어천가"라는 비난의 대상이 된다는 것도 인식하고 있었다. 또 다른 과학기자도 "고민 없이, 문제제기 없이, 찬양적으로 쓰는 기사가 있다"는 점을 인정하면서 이것이 "언론 내부에서조차 과학에 대한 기대감과 정치, 사회에 대한 실망감이 대조되는 현상"이라고 지목했다. 그는 줄기세포 연구의 가능성이 과장되었다는 것을 "언론이 지적을 하고 있으나 주목을 못 받고 있다"고 보기도 했다. 또 다른 기자는 비판적인 기사와 지지하는 기사들 사이에 균형이 깨지고 있음을 지적하기도 했다.

2004년도까지 황교수에 관련된 기사들과 2005년도의 것들을 비교해 볼 때, 기사 양이 2005년도에 3배로 늘어났습니다. 그러나 윤리 문제, 연구의 사회적 파장을 다룬 기사의 양은 2004년도와 2005년도에 거의 비슷해, 총 기사수를 감안했을 때 상대적으로 감소했다고 볼 수 있습니다. 즉, 2004년도에는 어느 정도 균형이 맞았으나 2005년에 과도한 보도가 이루어졌다는 거죠. 찬양일색의 기사들만 늘어났다고 할 수는 없지만 그에 대한 비판은 양이 늘어나지 않은 것으로 볼 때 대세의 흐름은 조금 줄었다고 볼 수도 있겠죠. 예전에는 상대적으로 균형이 있었는데 올해는 그를 맞추지 못한 것 같습니다.

그렇다면 기자들이 보기에 비판적이거나 찬양을 하는 것 같은 기사의 톤을 결정하는 것은 무엇일까? 과학기자들은 과학 기사의 경우에 상대 언론사와의 경쟁, 인터넷 등을 통해 나타나는 여론, 신문사 내에서 과학 분야 기사를 인정받으려는 노력 등을 그 원인으로 꼽았다. 한 기자는 다른 언론사와의 경쟁이 기사에 영향을 주는 것을 인정하면서 다음과 같이 말했다.

> 기사들을 보면 아주 작은 건이라도 기사화하고 그러는데, 여기에는 신문사들 사이의 경쟁도 한몫 하죠. 화제성에 주목해서 일부러 키우기도 해요. 황교수를 띄워주는 것 자체는 과학에 대한 관심을 불러일으키고 과학기자도 홀대받지 않게 되고 좋죠. 단적인 예로, 한국 과학발전에 일조한 한국과학 40년 정리할 때도 황교수 사진만 올리고 대충 정리하면 아무도 시비걸지 않습니다.

인터넷을 통해 알 수 있는 여론의 향배가 기사의 내용과 톤에 중요한 영향을 미친다는 데에는 기자들 대부분이 동의했다. 한 기자는 "독자들은 부정적인 기사를 쓰면 싫어한다"고 하면서, "국민의 알 권리다, 올바른 정보를 달라 그러면서 황교수님의 언동에 대해 부정적으로 쓰면 사이버 테러를 당한다"고 토로했다. 그는 이러한 이유 때문에 "부정적 기사를 쓰기가 망설여진다"고 덧붙이면서, 이러한 특성상 "외부필자의 비판은 가능하나 언론(내부로부터의) 비판은 어렵다"고 강조했다. 또 다른 기자도 "옛날에 비해서 인터넷을 통해 활발한 문제 제기가 되는 것 같다"면서 "언론들도 그에 대해 민감하게 반응을 하는 점이 옛날하고 많이 다르다"고 지적했다. 그도 기자들이 느끼는 압박을 해결해 줄 방법을 외부 기고가에서 찾고 있는데, 황우석 교수에게 비판적인 논조의 컬럼을 써 줄 외부 기고가를 찾기가 힘들다는 점도 언급되었다.

> 솔직히 황교수에 대해 잘못된 보도를 하기가 힘듭니다. 압박을 느끼죠. 언론에 대한 희망의 갈구가 과학을 통해 표출되는 듯해요. 전체 의견에 반해 '아니다'라고 말할 수 있는 사람이 있고, 그 사람이 전체에 대해 기술적 설명을 해 줘야 되는데, 그게 안 나온다는 말입니다.

또 다른 기자는 자신의 보도 태도에 문제가 있음을 인정하면서도, 결국에는 그 원인을 외부로 돌리고 있다.

> 편향된 보도를 자각하면서도 황교수에 대해서는 상당히 느슨한 기준을 적용했던 것 같아요. 보이지 않는 압력들 같은 것 있잖아요. 그래서 반대 이야기를 내기 위해서는 더 엄격한 자기 기준이나 뭐 그런 게 필요한데, 과학기사는 전문적 정보니까 기자 스스로 기사 만들기는 어렵죠. 취재를 하다가도 결국 자기가 원하는 입장으로 쓰지 못하는 경우도 있어요. 전반적 사회의 입장에서 볼 때 한쪽의 담론으로만 대세가 기울면서, 언론도 어쩔 수 없이 그 쪽으로 기울지 않나 하는 생각도 듭니다. 사회 전체의 문제이죠. 담론이 고정화되면서 언론이 그 구도 속에 갇히게 되는 것입니다. 현장 실정에서도 보면 그래요. 과학기자는 한 명이고 나머지는 관심 없어요. 과학기사의 편성 구조도 그렇죠. 평소에는 혼자서 고군분투하다가 큰 사안이 터지면 그걸 판단하는 것은 기자의 결정을 넘어서죠. 기사가치를 평가하는 것은 평소 과학에 크게 관심을 두지 않는 사람들의 사회적, 정치적, 사상적 관심 등에 좌우되는 것 같아요. 기자는 소외되는 거죠. 과연 과학기자 전문화인가 하는 생각이 들기도 해요.

황우석 교수의 연구와 관련된 보도 중에 가장 많은 비판의 대상이 된 것이 과학기사들이 대부분 보수적 색채의 민족주의적 멘탈리티를 부추긴다는 것이다. 이에 대해서 과학기자들은 기사가 민족주의적 경향을 띠고 있는 것은 다른 나라에서도 나타나는 어쩔 수 없는 현상이라고 하면서, 의도적으로 이러한 기사를 쓰는 것은 아니지만 영웅을 바라는 국민들의 기대, 신문사 간의 경쟁, 과학 기사의 특성 때문에 이런 경향이 나타날 수밖에 없다는 상반된 견해를 표명하고 있다. 또 민족주의적인 감정을 고무하지 않는 기사에 대해서는 비판적인 반응이 접수되기 때문에 어쩔 수 없다는 지적도 있었다. 기사의 민족주의적인 경향에 대해서는 긍정적으로 보는 시각과 어쩔 수 없다는 시각이 반반 정도 되었다.

한 기자는 위의 논의를 정리해서 "애국심 자체라기보다는 애국이나 민족과 같이 우리나라에서 대중의 호기심이 될 만한 키워드를 의식하기 때문에 그런 기사가 나간 것" 같다고 했다. 다른 기자가 이를 받아서 지적했듯이 이러한 견해는 '황우석 현상이라는 이상 현상'에 대한 "모든 혐의를 언론에 씌운다면 (이는) 전체를 못 보는 경향"이라는 결론으로 나아가게 한다. 왜냐하면 "(사람들은) '언론 때문에 이렇다'라고 하는데, 언론이 이쪽으로 갈 수밖에 없는 구도이고, 새로운 뉴스거리도 없기 때문"이다. 기자들은 자신들이 "어떤 생각이나 목적을 가지고 글을 쓴다는 것은 좀 과도한 지적이 아닐까하는 생각"을 공유하고 있었다. 또 기자들은 이미 한국 사회가 언론이 주도하기 힘든 사회라고 파악하며, 요즘은 "누가 정보를 얻느냐 이런 것을 놓고 싸우는 거지, 어떤 지향점을 잡고 그것에 따라 움직이는 것은 인정을 못 받는다"고 본다. 이들은 이런 의미에서 "억울하다"고 항변하기도 했다.

윤리문제에 대해서는 어떤 생각을 하고 있을까? 모든 과학기자들이 그러한 것은 아니었지만, 일부 과학기자들은 생명윤리학자들에 대해서 강한 비판을 제기하기도 했다. 이들 중에는 생명윤리학자들이 내놓는 정보나 생각이 기사화할 가치가 없는 것이며 심지어 윤리학자들이 "공부를 안 한다"는 견해를 가진 경우도 있었다. 또 윤리학자들이 "권력과 과학의 결탁에 대해서 '우리는 이런 의견도 있다'면서 두루뭉실하게 넘어가는" 것을 비판하기도 했다. 다른 과학자들과 마찬가지로 "본인이 나서기가 두려우니까 언론이 나서기를 바란다"고 보는 시각도 있었다. 또 다른 기자는 국내의 생명윤리학자들이 외국의 성직자들의 논의와 흡사한 문제만을 제기한다고 하면서 이들이 학자라기보다는 활동가와 흡사하다고 지적하기도 했다. 이들보다 윤리의 역할에 대해서 긍정적으로 평가를 하는 한 기자는 국내의 윤리 논의가 '배아가 생명인가 아닌가'라는 근본적, 발생학적 논의라는 협소한 논의에 머물고 있는 것을 비판하기도 했다.

> (이러한 협소한 논의를) 사회적, 정치적인 윤리로 관심을 확장해서 실천적으로 배아복제 연구가 실현이 되었을 때 우리가 얻을 게 뭐고 잃을 게 뭐고 이런걸 따져 본다든지, 대립관계가 어떻게 달라지는지, 이렇게 좀더 현실적인 윤리로 다가오게 해야 된다고 봅니다. 그런데 발생학적인 틀에서만 얘기하고 있으니까 바람직한 갈등, 대립이 아닌 것 같습니다. 과학계에서는 그런 다양한 논의, 반발 이런 걸 포용하면서 다양한 지점에서 서로 갈등하고 대립하는 것이 오히려 생산적일 수도 있어요. 아주 근본적인 데서는 합의하기 어렵더라도 세부적인 데에서는 대안을 찾을 수도 있고요. 그런 식으로 하다 보면 대중들도 윤리에 대해서 관심을 좀 갖게 되지 않을까요.

또 다른 기자도 우리나라에서의 윤리적 논의가 실용적이지 못하고 "근본적인 대립이 계속 이어지는" 것을 비판하기도 했다.

물론 "윤리 대 과학"이라는 대립구도의 모든 원인이 윤리학자측에만 있다고 생각하는 것은 아니었다. 한 기자는 "세포운영

사업단이 전체사업단에서 윤리위원회를 만든 것은 굉장히 선도적인 사업이라고 생각하지만, 좀 흐지부지되고 제 기능을 하지 못하고 있는 것 같다"고 하면서 그 원인을 "(과학자들이) 별로 필요를 못 느끼고, 지원하지 않고, 그 사람들(윤리학자들) 얘기에 반감을 가지기도 하는 것"에서 찾았다. 그는 "결국은 윤리위원회가 연구자들에게 가이드라인을 제시하고 이런 것보다는, 연구자를 교육하는 게 더 중요하지 않나 생각한다"고 덧붙였다. 또 다른 기자도 "연구자들이 그 필요성을 인식하지 못하는 것이 문제"라고 지적하면서, "원래 (윤리가 과학 연구에) 정당성을 부여하기 위해 오는 것"임을 강조했다. 그는 윤리의 역할을 "과학자들을 교육시키고, 지원을 받아서 방어체계 논리를 만들기도 하고, 그렇게 절차를 바꾸기도 하는" 것으로 결론지었다.

과학자들이 윤리 문제에 성급하게 뛰어드는 것에 대한 비판도 있었다. 윤리와 연구는 서로 독립적인 집단에서 이루어져야지, 연구를 하는 연구팀에 윤리학자가 직접 참여한다든지, 사업단이 윤리 프로젝트를 지원한다든지 하는 것은 마치 "기업 변호사"와 같은 역할을 하기에 딱 알맞다는 것이기 때문이었다. 진흥과 규제는 서로 다른 기관에서 해야 한다는 것이었다. 그렇지만 윤리 분야의 연구자가 소수이고 "그 사람이 그 사람"이라는 문제도 제기되었는데, 이에 대해서는 윤리 분야에서 "과학과 사회과학을 함께 이해하면서 활동하는 사람들을 양성하고 학제간 연구도 더 활발해져야 하는 것"이 과제로 제시되었다.

이러한 원칙적인 문제는 잘 지적했음에도 불구하고, 기자들은 황우석 교수의 연구를 실제적으로 평가할 때에는 윤리적인 문제를 거의 지적하지 않았다. 2005년 10월 당시에 과학기자들이 보기에 황우석 교수의 연구는 자궁에 복제 배아를 착상시켜서 인간을 복제하는 문제를 제외하고는, 거의 아무런 윤리적인 문제를 가지고 있지 않았다. 난자 채취와 관련된 민주노동당의 문제제기에 대해서 한 기자는 “민주노동당은 어떤 문제든 마음껏 들춰 볼 수 있는 정당이기 때문에 반대할 수도 있다”고 했고, 다른 기자들도 이에 대해 이견이 없었다. 이 의혹에 대한 황 교수의 답변 거부에 대해서는 “그것은 개인정보이기 때문에 그랬다”고 넘어갔다. 황우석 교수는 윤리학자, 민주노동당 혹은 그의 연구에 의혹을 제기했던 다른 사람들보다 기자들로부터 훨씬 더 큰 신뢰를 받고 있었다.

Ⅴ. 과학 기자들의 ‘황우석 사태’ 평가: 제2차 과학기자 간담회 분석

2005년 11월 미국 피츠버그 대학교의 섀튼 교수의 결별선언이 있을 때에도 국민들은 이것이 거대한 지각변동인 ‘황우석 사태’의 시발이 될 줄은 몰랐다. 이후 MBC의 PD수첩의 난자제공 의혹에 대한 문제제기가 있었고 곧이어 PD수첩은 논문조작 의혹에 대한 기획을 방영하겠다고 예고를 했다. 이후 황우석을 지지하는 국민들의 거센 항의에 의해서 PD수첩의 광고가 취소되었고 MBC는 사과문을 내고 예고된 PD수첩의 방영을 취소했다. 뒤이어서 논문 조작 의혹을 다시 강하게 제기한 BRIC의 폭로와 서울대 소장 교수들의 성명이 뒤를 이었고, 서울대학교 조사위원회가 발족했으며, 이 의혹에 대한 황우석 교수의 성명이 뒤따랐다. 이후 조사는 2004년, 2005년 황우석 교수의 Science 논문 대부분이 조작되었음을 드러냈지만, 논쟁은 원천기술의 존재 여부로 이전되었고 이 논쟁은 검찰 조사가 시작되고 마무리될 때까지도 간헐적으로 계속되었다.

의혹을 강하게 제기했던 MBC PD수첩이나 인터넷 매체 프레시안과는 달리 국내 주요 일간지 과학기자들은 이 과정에서 황우석 교수의 입장만을 대변했다고 알려져 있다. 여기에서 과학기자들에 대한 황우석 교수측의 로비 의혹이 제기되기도 했고, 기자들이 제 본분을 다하지 못했다는 비난도 강하게 제기되었다. 기사를 작성한 과학기자들은 왜 자신들이 황우석 교수를 지지하는 기사를 썼다고 생각했을까? 기자들은 황우석 교수의 연구에서 드러난 난자제공 의혹과 논문 조작 의혹에 대해서 어떻게 생각했을까? 기자들은 이 과정에서 어떤 교훈을 얻었다고 생각했을까? 제2차 기자간담회에서는 이러한 문제가 다루어졌다.[28)]

우선 대부분의 기자들은 자신들이 정확한 정보를 가지지 못했다는 점을 그 원인으로 지적했다. 한 과학기자는 당시의 상황을 이렇게 토로했다.

> 사건이 터졌을 때 나름대로는 사실을 중심으로 해서 다루려고 했지만 실제로는 황우석에 관련된 정보가 차단된 상황에서 매일매일 쫓기는 심정으로 방어적인 자세를 취할 수밖에 없었어요. … 사건이 터지면서 정보에 접근해 들어가니까 상황이 힘들었던 것 같아요. 그리고 의존할 수 있는 정보는 추적을 해서 찾아야 되는데, 취재원이 추측할 만한 게 없었어요. 우리는 기자로서 어떤 권위에 의존해야 하는데, 관련된 분야의 전문가를 찾기가 쉽지 않았죠. 그나마 우리를 응대해주는 집단은 황우석 팀이었는데, 그렇다고 해서 관련 정보들을 황우석 팀에 의존할 수는 없잖아요. 객관적으로 보도한다는 것도 쉽지 않았어요. 브릭에서 올라온 어떤 내용을 사실적으로 보도할 수는 있겠지만, 그렇게 해도 객관적으로

28) 제2차 기자간담회는 국내 4개의 중앙 일간지 과학기자 4명이 참석한 상태에서 1시간 반 동안 진행되었다.

> 보도한다는 느낌이 들지는 않았어요. 황우석 사건의 진실이 무엇인지 잘 모르겠고, 그리고 저는 사실 사이언스측에 계속 메일을 보냈어요. 그런데 사이언스측에서 "No problem"이라고 답변을 했는데, 저에게는 그러한 답변들이 중요한 소스가 되는 것이었고, 이런 내용들을 같이 기사에 담으려고 했습니다. 그런데 나중에 사건이 정리가 되었을 때는 제가 틀렸다는 것을 알았습니다. 하지만 '내가 그런 상황이었다면 내가 어떻게 그것을 커버할 수 있었을까'라고 나중에 생각해봐도 자신이 없더라고요. 정보가 차단된 상황에서 그런 식으로 접근을 하다보니까 힘들었던 것 같아요. 제가 상황을 종합적으로 그리기에는 매우 복잡했어요. 스토리가 정말 복잡하게 얽혀 있었다는 것을 매일 느꼈는데 그 때마다 정리를 잘 못 했어요. 쌓아두기만 했었죠.

또 다른 기자는 "당시에 황우석 논문을 열 번 이상 읽었지만, 특별한 무언가를 얻어내지는 못했다"고 하면서, "사진이 엉망이라고 지금 이야기를 하는데도 나는 왜 그 때 그것을 감지하지 못했는가"를 잘 이해할 수 없다고 술회했다. 이 기자는 간담회가 이루어지던 당시에도 황우석 사태가 "많은 조각들이 빠져 있는 조각 맞추기 게임 같다"고 자신의 심경을 토로하기도 했다. 또 다른 기자는 "황우석 교수의 논문에 문제가 있다는 것에 대해서는 PD수첩을 완전히 믿지는 못했다"고 하면서, 당시 상황을 "PD수첩 쪽에서 위험한 조작을 하고 있다"고 평가했음을 고백했다. 그는 사건의 전모가 드러난 뒤에야 "논문이 사실이냐 아니냐는 질문 자체가 너무나 굉장하다는 생각이 들었다"고 하면서, "솔직히 창피하다, 내가 정말 기자였냐는 혼잣말을 자주 했을 정도로 창피했다"고 했다. 당시 상황에서는 불가항력이었다고 생각을 하면서도 "왜 그 경계선을 넘는 질문을 내가 하지 못했을까라는 생각이 들었다"는 것이었다. 간담회에 참석한 한 기자만이 사태의 초기, 즉 DNA 핑거프린팅 검사 불일치가 보도되었던 12

월 2일 정도에 황우석 교수측에 문제가 있다는 '감'을 잡았다고 했다. 그는 그 전에도 황교수측의 반응에 무엇인가 문제가 있다고 생각을 했지만, DNA 핑거프린팅이라는 "사실"이 분명히 비중을 둘 만하다고 생각했다고 한다.

과학기자들의 이러한 전반적인 평가를 살펴보면, 2005년 11월 이후 기자들이 느꼈던 "정보의 부재"라는 상황은 황우석 교수의 "획기적인" 연구를 보도했던 2000년 이후의 상황과 별반 다르지 않았음을 알 수 있다. '황우석 사태' 이후에 진위논란에 휩싸인 복제소 영롱이 출산을 크게 보도했던 당시의 상황에 대해서 한 기자는 "복제소의 경우에 세계 처음은 아니지만 우리 과학자도 그런 쾌거를 이루었다는 시각이 크게 작용을 했고 그에 대한 관심이 컸던 것으로 본다"면서, "새로운 것이 등장하면 사회적으로 이해하는 과정이 있고 나서 비판이 일어나는 과정이 있다고 생각하는데, … 당시에는 그게 무엇인지, 얼마나 대단한 업적인지 해석하고 판단하는 상황이었던 것"이 비판적인 견해를 불러일으키기 어렵게 만들었다고 평가했다. 또 다른 기자도 "복제소에 대해서는 제 생각으론 획기적으로 외국에서 관심을 가졌다는 점에서 조명이 되었던 것 같다"고 당시의 상황에서는 그것의 진위문제를 판단하기가 쉽지 않았음을 지적했다.

역시 황우석 사태 이후 대다수의 국민이 조작이었다고 믿게 된 광우병 내성소에 대해서는 기자들도 조금 더 회의적인 태도를 가졌다고 평가했다. 한 기자는 광우병 내성소의 개발을 의심은 했지만 1-2년 이상 걸리는 그것의 검증 과정을 지켜봐야 한다는 황우석 교수팀의 주장에 설득되었다고 술회했다. 다른 기자는 광우병 내성소에 대해 광우병 전문가에게 자문을 구했지만 그 과학자가 자문 내용이 기사화되는 것을 원치 않은 적이 있다고 얘기하기도 했다. 특히 그 기자는 자신도 광우병 내성소의 발표에서 이해가 안 되는 부분이 있었고, 특히 이에 대한 논문이 나오지 않았음을 이상하게 생각하여 기자회견장에서 이를 직접 질문했지만, 당시의 정치적 분위기와 황우석 교수팀의 답변에 설득되어 더 이상의 문제제기를 하지 않았음을 언급하기도 했다. 당시의 정치적 분위기는 노무현 대통령까지 나서서 황우석 교수의 연구를 '경축'했던 것이었다.

광우병 내성소를 발표했던 날이 연말쯤이었는데, 저에게 과기부에서 긴급 메시지가 하나 온 거예요. 과기부에서 그런 메시지가 온 건 처음이었는데. 황우석 교수팀에서 발표가 있다고 하면서 서울대병원으로 즉시 오라는 내용이었어요. 무슨 발표를 하는지는 이야기도 안 하고 말이죠. 저는 서울대병원으로 막 뛰어갔죠. 그 곳에 갔더니 그 날 아침에 노무현 대통령이 왔다는 거예요. 노무현 대통령한테 복제에 관한 브리핑을 했던 겁니다. 그곳에 "경축, 실현한다. 광우병 내성소 탄생"이라고 쓰인 현수막이 걸려 있더라고요. 형질전환된 돼지의 탄생을 보여주는데, 죽은 돼지를 박제로 보여주더라고요. 이것은 기사로 쓸 수가 없죠. '박제를 무슨 기사로 한다고. 이 사람들이 장난치나'라고 생각했어요. 광우병 내성소를 만들었다는 것이 경축 분위기였습니다. 대통령과 고위 공무원이 왔다 갔다고 해서 난리가 났죠. 브리핑을 하는데 광우병의 원리, 프리온의 존재 등에 대해 이야기를 하더군요. 우리가 과학기자라고는 하지만 뭘 알겠어요. 그게 맞는지 틀리는지 말이죠. 우리가 질문을 던져도 적당히 답변을 하더라고요. 그 때 기억이 남는 일이 하나 있어요. 제가 "이 내용으로 논문은 쓰셨습니까?"하고 질문을 했는데, 하니까 황 교수가 조금 당황하면서 "곧 논문으로 나올 겁니다"라고 답변을 했어요. 논문 이야기를 꺼낸 게 황교수가 당황한 이유였어요. 실제 과학기자 사이에서는 (당시에는) 과학자들의 논문을 검증해야 한다는 인식이 별로 없었어요. 최근에야 그게 중요하다고 인식되고 있는 거죠. 지금까지 우리나라 언론에서 다루는 과학 수준이라는 게 "과학자들 참 잘했다"는 것이었고, 우리가 익숙한 복제 이런 게 나오니까 그걸 키우는 데 바빴을 뿐이었어요. 연구결과에 대해 국제사회의 검증을 받아야 한다는 인식은 자리잡기 힘든 수준이었죠.

2005년 11월 이후에 논문의 진위 문제를 질문하지 않았던 데에 대해서는 신문사 기자라는 한계가 많이 지적되기도 했다. 윤리문제와는 달리 논문의 사실 여부를 기자가 질문하고 다루기가 쉽지 않았다는 지적이었다.

> 당시에는 윤리문제를 따져보는 것만이 언론의 역할이라고 생각했어요. 윤리문제를 따져보는 게 항상 새로운 이슈가 있는 건 아니고 반복되는 문제였고, 상투적이면서도 명쾌한 결론이 안 되는 문제였는데, 어떻게 보면 언론의 해석에 대한 문제였는데요. '사실이냐 아니냐'의 문제를 던지지 않은 상태에서 근본적인 문제제기를 던지는 게 쉽지 않았고, 대중적으로는 황우석 붐이 있어서 언론의 구실이 상당히 제한적이었던 거 같아요. 그래서 언론이 결정적인 구실을 하기에는 어려웠던 게 아닐까 생각해요.

또 다른 기자는 이에 대해서 논문의 진위 여부는 기자가 따질 수 없는 일이라고 평가하기도 했다.

> 논문의 진위가 어떻다는 건 제가 할 수가 없는 기자의 영역이나 업무를 넘어섰다는 걸로 생각해요. 기자는 이 연구가 뭐냐, 사회적으로 논란은 없느냐, 누가 피해를 입지 않았느냐는 상식적인 질문을 던지는 것이지, 이 연구가 진짜냐 라고 하는 것은 관련된 분야의 학계에서 하는 거라고 생각해요. 이건 기자에게 위험한 문제라고 생각을 해요.

이러한 평가는 다른 기자들도 비슷했다. 황우석 사태 동안에 비교적 '객관적'인 보도를 했다는 평판을 얻은 한 기자도 이런 생각과 크게 다르지 않았다.

> 그게 (논문의 진위 여부가) 학계에서 제대로 굴러갔으면 문제가 없는 거죠. 우리는 그게 잘 안 되었기 때문에 그렇게 된 겁니다. 외국에는 나름대로 제보 시스템도 있고 하니까 진위 여부를 잘 파악할 수 있는

거죠. 우리도 그게 있었으면 좋았겠죠. 혼란스럽지도 않았을 거고요. 그런 상황에서 언론사가 그 문제를 제기해야 하는 걸로 돼 버렸어요. 그 다음에 시스템이 만들어지게 되었고요. 하여튼 그 시점에서는 처음 문제가 제기되었던 거라 어려웠죠. … 하여튼 그런 이야기를 많이 해요. 일간 기자는 매일 마감에 쫓기고 하니까 문제제기 하는 게 쉽지 않았을 테고, MBC의 경우 PD였으니까 그런 문제제기를 했을 거라고 하는 거죠. 우리가 그걸 취재를 하려고 장기간 외국가고 이런 건 못하잖아요.

상대적으로 넉넉한 제작 기간과 자금을 가지고 있는 PD수첩과의 차이는 또 다른 기자에 의해서도 강조되었다.

PD 저널리즘이 출발할 때 이런 문제의식으로 출발했다고 하더군요. 기자는 사실을 찾는데, PD는 진실을 찾는다는 말이 있죠. 이번 사건에서 그게 무슨 말인지 설명이 되요. 저는 그 말을 듣고서 후련한 생각이 드는데요. 일간 기자로서 주어진 여건에서 최대한 사실을 찾는데, 그 이상을 찾는 건 어렵거든요. 힘들기도 하고요.

2005년 11월 이전의 황우석 교수는 과학만이 아니라 과학 언론도 키웠던 장본인이었다. 제1차 기자간담회에서도 기자들은 황우석 교수 때문에 신문사 내에서 과학기사가 차지하는 비중이 커졌고, 과학자들이나 연구기관들이 자신들의 연구를 홍보하는 경향도 눈에 띄게 증가했다고 지적했다. 한 기자는 이를 가리켜서 과학 기사의 "공영성"이 커졌다고 표현하기도 했다. 사태를 이렇게 보았던 기자들은 황우석 사태가 과학 보도에 어떤 영향을 미쳤다고 보았는가? 2006년 3월이라는 시점이 황우석 사태가 과학 언론에 미친 장기적인 영향을 파악하기에는 너무 빠른 시점이었지만, 과학기자들 대부분은 생각했던 것만큼 황우석 사태가 과학언론에 큰 영향을 미치지는 않았다고 평가했다. 커다란 후폭풍을 예견했지만, 그 여파가 생각처럼 크지는 않았다는 것이었다. 한 기자는 과기부의 보도를 믿지 못하게 된 것이 가장 큰 변화였다고 했으며, 또 다른 기자는 이제 더 이상 과학 기사를 쓰지 못할 것 같다고 생각했다가 언론사나 사회가 과학을 더 이상 흔들지 않는 것을 느끼고는 의아해했다고 토로했다. 그는 이 이유를 "어쩌면 우리나라 사회에서 과학자는 큰 희망이고, 중립적인 이미지가 있었기 때문에 여전히 사람들에게 긍정적인 역할을 할 거라는 생각을 가지고 있는 것 같다"는 데에서 개인적으로 찾고 있었다.

황우석 사태를 거치면서 사람들은 과학기자의 전문성을 비판적인 시선으로 바라보게 되었다. 그렇지만 한 기자는 황우석 교수의 논문이 "가짜라는 생각을 가지는 것은 누구나 다 어려웠던 문제였다"고 하면서, 황우석 사태는 "하나의 충격이었던 것이지 반성을 (촉구)하는 것은 아니었던 거 같다"고 평가했다. 또 다른 기자도 "저는 하여튼 이번 일을 겪으면서 이번 일이 과학전문기자의 전문성의 문제냐는 질문을 여러 차례 받았는데, 그건 아니라고 생각한다"고 말문을 열면서, "과학기자의 전문성은 높은 편이고, 드물게 신문사에 포진해 있고, 여러 경험을 가지고 있으며" 따라서 "이번 케이스는 기자 개인의 문제는 아니라고 생각한다"고 평가했다. 다른 기자도 과학전문기자가 다른 기자들에 비해서 과학에 대해서 애정과 관심을 갖는다는 자체를 비판할 수 없다고 항변했다. 기사를 잘못 썼을 때 이를 비판하는 것은 의미가 있지만, 과학기자의 과학에 대한 무지나 애정을 무턱대고 비판해서는 안 된다는 것이었다.

황우석 사태에서 가장 이해하기 힘들었던 부분은 황우석 교수의 논문 조작이 밝혀진 뒤에도 그를 '비이성적으로' 지지하는 사람들이 많았고, 이들 중에는 그 동안 사회 문제에 대해서 나름대로 합리적인 발언을 했던 '멀쩡한' 지식인들도 포함되어 있었다. 사람들은 이러한 '황빠' 현상의 원인을 그 동안 언론이 국민들을 너무 오랫동안 호도했던 데에서 찾았다. 특히 황우석 교수의 연구가 매년 33조원을 창출하는 엄청난 경제적인 가치를 지니고 있으며, 황우석 교수의 업적을 보도할 때 "미국의 심장부에 태극기를 꽂고 왔다"는 식의 선정적인 애국주의적·민족주의적 보도를 일삼았기 때문이었다는 것이다. 이에 대해서 당사자인 기자들은 어떻게 생각하고 있을까? 언론이 황빠 현상을 만들었다는 주장에 대해서 회의적인 태도를 보인 한 기자는 그 이유를 다음과 같이 설명했다.

> 저는 언론이 일방적인 메시지를 주어서 그게 독자들에게 그대로 다 반영이 된다고 보진 않아요. 그저 언론은 독자들과 상승작용을 할 뿐이라고 생각해요. 즉, 언론은 그저 먹히는 기사를 쓸 뿐이고 독자들이 그걸 수용했을 때 상승작용이 일어나는 거지, 언론이 아무런 근거 없이 어떤 정보를 제공한다고 해서 무슨 여론을 만든다고 생각하지 않아요. 언론과 독자가 서로 맞아 떨어졌을 때 상승작용이 가능한 겁니다.

또 다른 기자는 '황빠'들이 다양한 그룹으로 이루어져 있고 황우석 교수를 지지하는 동기도 서로 다르기 때문에, 이들이 언론에 의해서 영향받았다고 보기 힘들다고 지적했다. 다른 기자는 언론의 역할을 지적했는데, 그가 지적한 언론의 잘못은 황우석에 대한 신화적이고 영웅적인 보도보다는, 2005년 12월 이후에 언론이 갑자기 황우석 지지에서 황우석 비판으로 돌아섰다는 것이었다.

> 기존의 황우석을 지지했던 사람들 입장에서는 자기 스스로 물러서는데 합리적인 근거가 있어야 하는데, 언론에서 자꾸 황우석을 몰아치니까 거

기에 대한 반박이 생겼던 것 같아요. 황우석 지지자들이 자진 와해되지 않고 오히려 공고한 체제로 형성되는 게 언론이 섬세하게 다루지 못해서 그런 게 아닌가 하는 생각이 들어요. 다시 말하면, 언론이 황우석에 대해 섬세하게 비판을 했어야 하는데, '좋다 혹은 아니다'라는 큰 태도만을 대중들에게 강요했던 게 문제였다고 생각해요.

또 다른 기자는 이보다 더 조심스럽게 기사를 쓰는 기자들의 '프레임'과 국민 정서와의 교감의 가능성을 내비쳤다.

예전에 이공계 기피문제가 있었죠. 언론이 사회에 새로운 바람을 불어넣는 역할이 있다고 보거든요. 우리나라가 어떻게 잘 살 수 있었을까라는 문제에서 그 때 누구나 다 공감을 하는 것이 이공계 기피문제였고요. 한국 과학자가 좋은 연구 결과가 나왔을 때 이건 사회에 던지는 메시지가 될 수 있다는 생각이 들었어요. 예전에 황 교수가 처음에 복제소에 대해 발표를 했을 때와는 달리 이후에는 '아 이 정도가 되는구나, 이 정도로 발전했구나'하는 생각이 들었거든요. 반대로 본다면 과학 분야에 후속 세대들이 잘 안 들어오기 때문에 이런 연구는 어떻게 보면 이들에 대한 유인책이 될 수 있겠고, 그래서 이게 비전이 있다고 보여주는 것이 좋겠다는 건데, 이게 애국주의라고 보면 애국주의라고 해야 되겠죠. 하지만 저는 그런 단어로는 설명할 수 없다고 봐요.

황우석 사태가 아직 종결되지 않았고 또 이에 대해서 충분히 숙고했던 시간을 가졌던 시점이 아니어서 그런 점도 있었겠지만, 과학기자들의 태도에는 변한 것이 별로 없었다. 과학 언론은, 다른 언론이 그렇듯이, 매일 매일에 쫓겨서 바쁘게 굴러가는 시스템이었다. 언론사에 과학을 담당하는 기자는 대부분 한 명이었고, 그 기자는 대학과 연구소의 연구자들, 연구기관, 과기부, 외신에서 보내주는 정보를 혼자서 처리해야 했다. 황우석 사태와 언론의 관계에 대해서 스스로 성찰적인 반성을 하기도 전에, 신문의 과학면은 다시 "세계최초"나 "획기적"인 수식어로 넘치기 시작하고 있었다.

Ⅵ. 평가 및 결론

황우석 현상(신드롬), 황우석 사태 양 과정에서 한국의 언론은 면책하기 힘든 과오를 범했다. 언론은 1999년부터 수년 동안 황우석 교수의 연구와 그 가능성을 과장 보도했고, 그 결과 국민들에게 잘못된 기대감을 심어 주었다. 과학기자를 비롯한 언론인 자신들도 이 과정에서 예외일 수 없었다. 기자와 국민들이 황우석 쪽으로 경도된 상황에서 언론은 2005년 11월 이후의 황우석 사태에서 자연스럽게 왜곡된 정보를 제공했다. 이는 많은 국민들을 비이성적인 황우석 지지자들로 만드는 데 한몫을 했으며, 사태의 종결을 어렵게 했다.

무엇이 문제였을까? 황우석 신드롬과 황우석 사태는 과학 커뮤니케이션의 구조가 이종적(heterogeneous)이지 못하고 균질했으며(homogeneous), 쌍방향적(interactive)이지 못하고 일방적(unidirectional)이었음을 보여준다. 간단히 말해서, 줄기세포 연구와 관련된 과학담론은 황우석 교수와 같은 취재원에서 만들어져서 미디어를 통해 증폭된 뒤에 일방적으로 시민사회에 전달되었다. 우선 미디어에 의한 과학 커뮤니케이션을 기자, 취재원, 대중의 관계로 나누어 볼 때, 황우석 교수의 경우에는 과학기자들이 황우석 교수라는 취재원에게 너무 일방적으로 의존했던 문제를 지적할 수 있다. "한국 과학자들의 경우에는 언론에 무관심한 것이 보통"인데, 황우석 교수는 보통 과학자들과는 달리 기자들의 이름과 인적 사항을 꿰뚫고 있었고, 기자들의 질문에 무척 성실하게 답해 주었으며, 언어의 마술사 같았으며, 편애하는 기자를 만들지 않는 등, "언론의 생리를 꿰뚫고" 있었다.[29] 성체줄기세포 연구를 비롯한 다른 과학 분야에서는 '스타 과학자'가 없는 상태에서 기자들은 황우석 교수에만 매달릴 수밖에 없었다.[30]

시민들은 미래 부가가치의 창출, 민족적 자긍심, 난치병 치료와 과학 유토피아 건설 등에 대한 지지를 표출함으로써 지배적인 과학담론에 화답했다. 황우석 교수의 연구는 언론 보도를 접하는 독자들에게 여러 가지 의미로 호소력을 갖는 것이었다. 사람의 건강과 생명을 다루는 기사 중에서도 더 극적인 AIDS에 대한 기사가 신장염이나 패혈증에 대한 기사보다 미디어의 주목을 많이 받는다는 연구가 있듯이,[31] 황우석 교수의 줄기세포 연구는 난치병을 극복하고 가수 강원래와 같이 재활불가 판정을 받은 사람들을 기적적으로 살릴 수 있다는 점에서 독자들의 구미에 맞는 것이었다. 게다가 황우석 교수라는 인물은 미디어의 과장이 아니었더라도 국민들에게 높은 신뢰를 받을 수밖에 없었던 요소들을 겸비하고 있었다. 대중들의 과학자에 대한 신뢰를 분석한 한 연구는, 대중들이 공적 자금을 많이 지원받는 과학자와 신문에 직접 인용이 되는 과학자를 그렇지 않은 과학자보다 더 믿을 만하다고 생각한다는 사실을 보이고 있다.[32] 2000년대

---

29) 제1차 기자간담회에서 지적된 부분이다.

30) 상동.

31) Toby A. Ten Eyck and Melissa Williment, "The National Media and Things Genetic: Coverage in *The New York Times,* (1971-2000) and *Washington Post* (1977-2000)," *Science Communication* 25, 2003, pp.129~152.

32) Kim Sprecker, "How Involvement, Citation Style, and Funding Source Affect the Credibility of University Scientists," *Science Communication* 24, 2002, pp.72~97.

이후에 황우석 교수는 지속적으로 공적 자금의 사용을 늘렸고 2005년에는 최고과학자에 선정되었다. 게다가 황우석 교수는 끊임없이 민족주의, 애국주의적인 담론을 구사했는데, 이 역시 우리나라 독자들에게 무한정 매력적인 것이었다. 1차 기자간담회에서 한 기자는 "'과학에는 국경이 없지만 과학자에게는 국경이 있다'는 말은 신드롬까지 나올 정도이고 … 그 말을 안 쓸 수가 없는 거죠. 그대로 헤드라인으로 뽑을 수밖에 없어요. 그 말을 들은 국민들은 막 가슴이 벅차오르는 거죠"라고 자신의 심경을 토로했는데, 이는 국민들이 원하는 것이 무엇인가를 황우석 교수는 물론 기자들도 분명하게 인식하고 있음을 보여준다. 또 한국 과학자들의 경우에는 외국 유명 학술지에 영어로 출판하는 것이 한국에서 큰 권위를 보장하는데, 황우석 교수의 경우, 자신의 논문이 *Science* 의 표지에 2번이나 실렸던 것은 그의 권위와 영향력을 높이는 데 매우 중요한 요소가 되었다.[33)]

황우석 사태에서 나타난 과학 커뮤니케이션의 문제를 기자들이나 황우석 팀에게 전적으로 전가할 수는 없다. 과학 커뮤니케이션은 과학자-기자-대중으로만 이루어지지 않기 때문이다. 과학자들은 대학이나 연구소와 같은 조직에, 기자들도 언론사라는 조직에 속해 있고, 이러한 조직의 구조나 이해관계가 과학 커뮤니케이션에 영향을 많이 미친다. 한국의 경우 편집국장 1인 체계, 언론사의 위계질서, 중앙 일간지들 사이의 보도 경쟁이 과학 기사에 영향을 미친다. 수직적 위계가 뚜렷한 조선일보나 동아일보가 이번 황우석 사태 동안에 황우석 교수를 맹목적으로 지지하는 기사를 가장 많이 내보냈고, 수평적 커뮤니케이션이 발달한

---

33) Kumju Hwang, "The Inferior Science and the Dominant Use of English in Knowledge Production" (주 3 참조).

한국일보, 중앙일보가 실수를 덜 저질렀다는 것은 위의 논점을 지지하는 한 가지 예라고 할 수 있다.[34] 또 기사의 내용과는 달리 기사의 제목은 편집부와 편집부장·편집국장에 의해서 정해지는 경우가 많은데, 황우석 사태 내내 문제가 되었던 동아일보의 "미국의 심장에 태극기를 꽂고 왔다"는 선정적인 제목도 기자의 의견을 무시한 채 편집 책임자의 견해가 관철된 것이었다.[35]

건전한 과학 커뮤니케이션을 위해서 과학자들이 할 수 있는 일과 기자들이 할 수 있는 일은 비교적 분명하다. 외국의 생명공학(biotechnology) 보도에 대한 연구를 보면, 과학자들은 생명공학 보도가 정확하거나 균형잡혀 있지 않다고 보며, 생명공학에 대한 대중들의 이해를 넓힐 수 있을 만큼 충분한 정보를 전달해주지도 못한다고 생각하고 있음을 알 수 있다. 그렇지만 같은 연구는 과학자들이 보기에 대중들이 생명공학에 대한 관점을 형성하는 데 언론의 역할이 중요하다고 생각하고 있음을 보여준다.[36] 과학자들이 언론의 중요성을 인식하고 있음에도 불구하고 언론과의 접촉을 꺼리는 데에는 언론의 보도에 대한 불신 이외에도 이들이 전문용어를 사용해서 동료 과학자들과 소통하는 데에만 익숙해져 있다는 점도 이유가 된다. 결국 과학 커뮤니케이션이 다양해지는 한 가지 중요한 과정은 과학자들이 의식적으로,

---

34) 이성주, 『황우석의 나라』, 바다, 2006, PP.59~74.

35) 동아일보 K기자와의 Personal Communication; 헤드라인(제목)의 영향에 대해서는 C. M. Condit and A. Ferguson et al., "An Exploratory Study of the Impact of News Headlines on Genetic Determinism," *Science Communication* 22, 2001, pp.379~395 참조. 이 연구는 유전자 결정론에 입각하지 않은 기사도 그 제목이 결정론적으로 달린 경우에 독자들에게 유전자 결정론으로 해석된다는 점을 보이고 있다.

36) Barrie Gunter, Julian Kinderlerer, and Deryck Beyleveld, "The Media and Public Understanding of Biotechnology: A Survey of Scientists and Journalists," *Science Communication* 20, 1999, pp.373~394.

대중에게 이해 가능한 언어를 사용해서 미디어와의 접촉을 늘려 나가야 한다. 특히 과학자들과 기자들이 서로를 높은 윤리기준을 가지고 일을 하는 전문가라고 인식할 경우에 이 두 집단 사이에 소통의 장벽은 줄어들 수 있다. 이러한 이유에서도 연구 윤리와 취재 윤리에 대한 확고한 의식이 중요하다고 볼 수 있다.[37)]

과학 커뮤니케이션에서 취재원도 중요하고 독자의 역할도 중요하지만, 역시 가장 중요한 역할을 하는 것은 기자들이다. 황우석 사태와 같은 파국을 방지하기 위해서는 무엇을 해야 할까? 과학기자들이 자연과학은 물론, STS나 Science Communication 분야에 소양을 키우는 것도 매우 중요하다. 그러나 이번 경우에 보면, 과학기자들의 STS 소양이 결코 낮다고는 볼 수 없다.[38)] 오히려 대담을 분석해 보면 같은 언론사 내에 과학과 사회의 관계에 대해서 비판적이고 성찰적으로 대화를 하고 토론을 할 동료가 없다는 것이 더 큰 문제이다. 과학기자들끼리는 서로 가깝고 정보도 교환하곤 하지만, 다른 언론사에 있는 이들은 특종을 놓고 경쟁하는 사이들이다. 반면에 대부분의 신문사가 한 명의 과학기자만을 두고 있기 때문에 같은 신문사 내에서 과학기자가 할 수 있는 소통은 상급자와의 위계적 소통밖에는 없다. 결국 혼자서 광범위한 영역을 취재한 뒤에 뉴스와 기사의 경중을 판단하는 것도 혼자서 떠맡다 보니 믿을 만하다고 판단되는 취재원에의 의존도가 커지고, 논쟁이 될 만한 주제에 대해서는 안전

37) Jack M. Valenti, "Commentary: How Well Do Scientists Communicate to Media?" *Science Communication* 21 (1999), pp.172~178; D. Treise and M. Weigold, "Advancing Science Communication," *Science Communication* 23, 2002, pp.310~322.

38) 과학기자들 가운데에는 대학원에서 (넓은 의미의) STS 전공자들도 있었으며, 이 분야에서 박사학위를 소지한 사람들도 있었다.

하고 보수적인 입장을 취하기 십상이다. <조선일보>의 경우 황우석 사태 이후 이러한 문제를 보완하기 위해서 과학자문위원단을 위촉했는데, 과학기자와의 잦은 만남이 없는 자문단은 문제의 근본적 해결책이 될 수 없다.

과학기사를 쓸 때 빠지기 쉬운 함정은 '과장이나 대재앙'(hype or catastrophe)을 강조하는 것이다. 과학 커뮤니케이션을 연구하는 학자들은 오랫동안 이를 과학 보도의 큰 문제로 지적하곤 했는데,[39] 이런 경향은 우리나라만이 아니라 범세계적으로 나타난다. 과학기자들이 이러한 기사를 선호하는 이유는 이러한 기사가 독자들에 의해서 더 많이 읽히고 더 오래 기억되기 때문이다. 그런데 독자들의 '입맛'을 항상 고려하는 상업지를 표방하는 신문사에서 하루아침에 '과장이나 대재앙' 투의 기사를 쓰지 않고 과학의 사회적 맥락을 잘 분석하는 수준 높은 기사를 쓰기를 기대하는 것은 요원하다.

결국은 이런 문제를 해결하기 위해서 과학 커뮤니케이션의 채널을 다양화하는 것이 절실하다고 볼 수 있다. 신문이나 방송과 같은 대중 미디어만이 아니라, 잡지와 단행본 같은 과학 출판, 다양한 인터넷 미디어, 학생과 시민을 상대로 한 대학과 연구기관에서의 과학강좌, 과학박물관과 사이언스 센터, 환경박물관과 자연사박물관, 과학과 예술과의 만남, SF와 순수문학과 같은 인문학을 통한 과학에의 성찰, 영화와 과학의 만남, 합의회의(consensus conference)나 시민패널처럼 대중이 직접 과학의 문제에 참여하는 기회의 확장 등이 과학 채널을 다양화하는 예라고 볼 수 있다.[40] 여기에 국내에서 활성화되고 있는 생활과학교실, 환

---

39) Dorothy Nelkin, "Selling Science: How the Press Covers Science and Technology," WH Freeman, New York, 1987.

경 자원봉사단, 과학교사들의 과학대중화운동 등이 결합되고, 과학대중화에 의식이 있는 과학자들의 활동이 의미 있는 것으로 받아들여지는 제도적인 조건이 마련되면 더 바람직하다. 그리고 이러한 다양한 채널의 소통 방식은 일방향이(unidirectional) 아니라 쌍방향이(interactive) 소통을 지향해야 한다. 이 쌍방향의 원칙은 과학자와 시민이 열린 공론장에서 과학의 사회적 영향에 대해서 토론하는 과정을 포함할 뿐만 아니라, 그 결과가 정책 결정에 반영되는 것까지를 포함한다. 과학, 과학과 사회에 대해 다양한 채널을 통한 쌍방향적인 토론이 우리 사회에 뿌리를 내릴 때, 황우석 사태와 같은 일은 재발하지 않을 수 있을 뿐만 아니라 과학기술과 관련된 중요한 의제들에 대한 진정한 민주주의적인 의사결정이 자리잡게 될 것이다.[41]

---

40) Fiona Clark and Deborah L. Illman, "Dimensions of Civic Science: Introductory Essay," *Science Communication* 23, 2001, pp.5~27; Ekkehard Winter, "Public Communication of Science and Technology: German and European Perspectives," *Science Communication,* 25 2004, pp.288~293.

41) M. Huijer, "Reconsidering Democracy: History of the Human Genome Project," *Science Communication* 24 (2003), pp.479~502.

【참고문헌】

강양구·김병수·한재각 (2006), 『침묵과 열광』, 후마니타스.

김동광 (2005), 「'황우석 신드롬'의 사회학: 스타 과학자 만들기를 중심으로」, 『환경과 생명』, 통권 45호, pp. 42~54.

김명진 (2005), 「황우석과 '나쁜' 언론」, 『환경과 생명』, 통권 45호, pp. 66~76.

김현돈 (2005), 「황우석 사태와 인터넷 포퓰리즘」, 『제주의 소리(jejusori.net)』, 2005년 1월 24일 기사.

이성주 (2006), 『황우석의 나라』, 바다출판사.

정은경 (2006), 「'언론이여, 반성을 하자! — 언론의 역할은 이제부터가 시작이다」, 『황우석 사태로 본 한국사회의 현재와 미래』, pp. 18~23, 생명공학감시연대 토론회 2006년 1월 18일.

홍성욱 (2004), 『과학은 얼마나』, 서울대 출판부.

홍성욱 (2006), 「과학기술학은 황우석 사태를 어떻게 읽어야 하는가」, 『역사비평』, 2006년 봄호. pp. 55~81.

Bucchi, M. (1998), *Science and the Media: Alternative Routes in Science Communication*, London: Routledge.

Bunders, J. and Whitley, R. (1985), "Popularization Within the Sciences: the Purposes and Consequences of Inter-Specialist Communication" in Shinn, T. and Whitley, R. eds. (1985), *Expository Science: Forms and Functions of Popularization, Vol IX, Sociology of the Sciences Yearbook*, Dordrecht: D. Reidel, pp. 61~78.

Clark, F. and Illman, D. L. (2001), "Dimensions of Civic Science:

Introductory Essay," *Science Communication*, Vol. 23, pp. 5~27.

Condit, C. M. and Ferguson, A. et al. (2001), "An Exploratory Study of the Impact of News Headlines on Genetic Determinism," *Science Communication*, Vol. 22, pp. 379~395.

Dunwoody, S. and Peters, H. P. (1992), "Mass Media Coverage of Technological and Environmental Risks: A Survey of Research in the United States and Germany," *Public Understanding of Science*, Vol. 1, pp. 199~230.

Gans, H. (1974), *Popular Culture and High Culture*, N.Y.: Basic Books.

________. (1979), *Deciding What's News*, N.Y.: Random House.

Gieryn, T. (1992), "The Ballad of Pons and Fleischmann: Experiment and Narrative in the (Un)making of Cold Fusion," in McMullin, E. ed. (1992), *The Social Dimension of Science*, Notre Dame: University of Notre Dame Press, pp. 272~294.

Gunter, B., Kinderlerer, J. and Beyleveld, D. (1999), "The Media and Public Understanding of Biotechnology: A Survey of Scientists and Journalists," *Science Communication*, Vol. 20, pp. 373~394.

Holliman, R. (2004), "Media Coverage of Cloning: A Study of Media Content, Production and Reception," *Public Understanding of Science*, Vol. 13, pp. 107~130.

Hornig, S. (1993), "Reading Risk: Public Response to Print Media Accounts of Technological Risk," *Public Understanding of Science*, Vol. 2, pp. 95~109

Huijer, M. (2003), "Reconsidering Democracy: History of the Human Genome Project," *Science Communication*, Vol. 24, pp. 479~502.

Hwang, K. (2005), "The Inferior Science and the Dominant Use of

English in Knowledge Production," *Science Communication*, Vol. 26, pp. 390~427.

Lewenstein, B. (1992), "Cold Fusion and Hot History," *Osiris*, Vol. 7, pp. 135~163.

________. (1995), "From Fax to Facts: Communication in the Cold Fusion Saga," *Social Studies of Science*, Vol. 25, pp. 403~436.

Miller, D. (1995), "Introducing the 'Gay Gene': Media and Scientific Representation," *Public Understanding of Science*, Vol. 4, pp. 296~284.

________. (1999), "Risk, Science and Policy: Definitional Struggles, Information Management, the Media and BSE," *Social Science and Medicine*, Vol. 49, pp. 1239~1255.

Nelkin, D. (1987), *Selling Science: How the Press Covers Science and Technology*, New York: WH Freeman.

O'Mahony, P. and Schafer, M. S. (2005), "The 'Book of Life' in the Press: Comparing German and Irish Media Discourse on Human Genome Research," *Social Studies of Science*, Vol. 35, pp. 99~130.

Reeves, C. (2002), "An Orthodox Heresy," *Science Communication*, Vol. 24, pp. 98~122.

Simon, B. (1999), "Undead Science: Making Sense of Cold Fusion after the (Arti)fact," *Social Studies of Science*, Vol. 29, pp. 61~85.

________. (2001), "Public Science: Media Configuration and Closure in the Cold Fusion Controversy," *Public Understanding of Science*, Vol. 10, pp. 383~402.

Sprecker, K. (2002), "How Involvement, Citation Style, and Funding Source Affect the Credibility of University Scientists," *Science*

Communication, Vol. 24, pp. 72~97.

Ten Eyck, T. A. (2005), "The Media and Public Opinion on Genetics and Biotechnology: Mirrors, Windows, or Walls?," *Public Understanding of Science*, Vol. 14, pp. 305~316.

Ten Eyck, T. A. and Williment, M. (2003), "The National Media and Things Genetic: Coverage in The New York Times (1971-2000) and Washington Post (1977-2000)," *Science Communication*, Vol. 25, pp. 129~152.

Toumey, C. (1996), "Conjuring Science in the Case of Cold Fusion," *Public Understanding of Science*, Vol. 5, pp. 121~133.

Treise, D. and Weigold, M. (2002) "Advancing Science Communication," *Science Communication*, Vol. 23, pp. 310~322.

Valenti, J. M. (1999), "Commentary: How Well Do Scientists Communicate to Media?" *Science Communication*, Vol. 21, pp. 172~178.

Weingart, P. (1998), "Science and the Media," *Research Policy*, Vol. 27, pp. 869~879.

Wilkins, L. (1993), "Between Facts and Values: Print Media Coverage of the Greenhouse Effect, 1987-1990," *Public Understanding of Science*, Vol. 2, pp. 71~84.

Winter, E. (2004), "Public Communication of Science and Technology: German and European Perspectives," *Science Communication*, Vol. 25, pp. 288~293.

[4] 줄기세포연구의 윤리적 문제에 대한 연구자들의 인식 조사*

김옥주**, 권복규***, 김현철***,
김계성****, 조성일*****, 박은정******

Ⅰ. 서 론

21세기에 들어 인간배아줄기세포 연구는 그 치료적 잠재성 때문에 국제적으로 커다란 주목을 받아 왔으며 동시에 그 연구에 필연적으로 수반되는 인간배아의 파괴와 난자 등 인간생식세포의 사용으로 인해 여러 가지 윤리적·사회적·법적 문제를 야기하기도 하였다. 특히 인간 생명의 존엄성의 문제와 인간배아의 도덕적 지위에 관한 논쟁은 여러 나라의 위원회와 정부 조직의 입장표명을 촉구하였으며[1)] 국제적으로도 줄기세포 연구의 윤리

* 본 연구는 과학기술부 21세기 프론티어 연구개발사업인 세포응용연구사업단의 지원에 의해 수행되었고 『생명윤리』, 7(1), 한국생명윤리학회, 2006에 게재된 바 있음.

** 서울대학교 의과대학 교수, *** 이화여자대학교 생명윤리법정책연구소 교수, **** 한양대학교 의과대학 교수, ***** 서울대학교 보건대학원 교수, ****** 교신 저자: 서울대학교 법과대학 교수.

1) USA, National Bioethics Advisory Commission, *Ethical Issues in Human Stem Cell Research,* Rockville, Maryland, Vol.3, 1999; UK, Stem Cell Research, *Selective Committee on Stem Cell Research Report,* Hose

문제에 관한 논의와 합의를 도출하려는 노력이 촉발되었다.[2)]

국내에서는 1998년 줄기세포 연구에 관한 윤리적 논쟁이 시작되었으며 종교계, 특히 개신교와 가톨릭에서는 배아줄기세포 연구를 반대한 반면 일부 과학계에서는 허용을 주장하여 왔다. 이에 사회 각 부문의 합의를 도출하기 위하여 과학기술부가 후원한 생명윤리자문위원회는 각계 전문가의 심도 있는 논의를 거쳐 2001년도에 인간배아줄기세포 연구에 관하여 폐기예정인 잔여배아에 관하여 배아줄기세포 연구를 허용하는 것을 골자로 한 권고안을 발표한 바 있다.[3)] 그러나 2005년 1월 1일부터 국가의 관리 하에 사실상 인간배아 및 체세포줄기세포 연구허용을 포함하는 「생명윤리 및 안전에 관한 법률」(이하, 생명윤리법)이 제정, 시행되었는데 여기에는 훗날 조작으로 판명된 황우석 등의 2004년 2월 <사이언스> 게재 논문이 큰 영향을 미친 것으로 생각된다. 2004년 당시에는 이 논문이 연구부정행위의 산물임이 밝혀지지 않았으며, 줄기세포 연구의 경제성과 유용성에 관한 담론이 윤리문제에 대한 논의를 덮어버렸던 것이다.

그 후 3년이 지난 지금 국내의 줄기세포 연구는 황우석 스캔들로 인하여 상당히 많은 변화를 겪었다. 황우석 스캔들에는

---

of Lord, February 13 2002; Canada, Canadian Institutes of Health Research, *Human Stem Cell Research: Opportunities for Health and Ethical Perspectives*, 2003, 〈http://www.cihr-irsc.gc.ca/e/1118.html〉; USA, The President's Council on Bioethics, *Human Cloning and Human Dignity: An Ethical Inquiry,* Washington D.C., July 2002.

2) 유엔은 2005년 59차 총회에서 모든 종류의 복제를 금하고 여성의 몸이 착취당하지 않도록 결의하는 「인간복제에 관한 선언」(Declaration on Human Cloning)을 찬성 84, 반대 34, 기권 37표로 통과시킨 바 있다.

3) 한국의 배아줄기세포 관련 논쟁에 관하여는 Young-Rhan Um, "South Korea: Human Embryo Research," *Cambridge Quarterly of Healthcare Ethics*, December 2003, pp.268~278 참조.

비윤리적인 방법으로 2,000여개가 넘는 난자를 취득한 문제와[4] 논문조작이라는 연구부정행위의 문제, 연구비 선정과 집행의 문제, 과학·언론 및 정부와의 관계에 관한 문제 등 많은 윤리적·사회적 문제가 중첩되어 있다.[5] 그 결과 국가생명윤리심의위원회는 체세포 복제배아 줄기세포 연구를 원점으로 돌아가 다시 검토하기로 결정하였으며, 또한 많은 논란 속에서 급하게 실시되었던 생명윤리법의 여러 가지 문제점을 사회 각계에서 제기하여 정부와 국회에서도 이를 개정하는 작업을 진행하고 있다.

본 연구는 2003년 세포응용연구사업단에 속한 줄기세포 연구자들을 대상으로 그들이 생각하는 줄기세포의 윤리적인 문제들을 설문조사를 통해 파악한 것이다.[6] 2003년 당시에는 황우석의 2004년 논문 및 2005년 논문은 물론 각종 언론보도를 통한 줄기세포의 유용성, 경제성 등에 관한 오도가 없었으며[7] 따라서 줄기세포연구 윤리문제에 대한 의견이 비교적 연구자들 자신의 판단에 의해서 이루어졌을 것으로 생각된다. 당시 한국은 세포응용연구사업단을 통해 줄기세포연구를 국가적 차원에서 지원하기 시작한 몇 안 되는 나라 중의 하나였다.

---

4) 황우석 교수 연구의혹 관련조사 결과 보고서 (Final Report on Professor Woo Suk Hwang's Research Allegations), 2006.1.10. 서울대학교 조사위원회(Seoul National University Investigation Committee); 조한익, 「황우석 교수 연구의 윤리문제에 대한 중간보고서」, 국가생명윤리심의위원회, 2006.

5) 서울중앙지방검찰청, 『줄기세포 논문조작사건 수사결과』, 검찰발표자료, 2006.5.12.

6) 2002년 과학기술부는 21세기 프론티어 연구개발 과제로 세포응용연구사업단을 출범시켰다. 세포응용연구사업단은 인간배아줄기세포연구, 성체줄기세포연구, 동물줄기세포연구를 포괄하고 있다.

7) 배아복제연구자들이 언론을 통해 대중을 설득하기 위하여 동원한 수사에 대하여 분석한 글은 전방욱. 「우리나라 언론보도에 나타난 배아복제 연구자들의 수사 분석」, 『생명윤리』 6(1), 2005, pp.109~122 참조.

황우석 스캔들 이전의 줄기세포 연구자들은 그 윤리 문제에 대하여 어떻게 인식하였는가? 본 연구는 한국에서 줄기세포 연구를 초창기에 시작할 때, 즉 아직 생명윤리법이 확립되어 줄기세포를 국내에서 법적으로 제한적 허용을 하기 시작하기 전의 우리나라에서 줄기세포와 관련된 윤리적 논쟁과 이에 관한 연구자들의 인식이 어떠하였는가를 잘 보여준다. 특히 줄기세포 연구자들이 자신이 생각하고 있는 줄기세포 관련 윤리적 문제와 일반 대중이 생각하는 줄기세포 연구윤리에 관한 문제를 스스로 대답함으로써 그 차이를 알아보고자 하였다. 저자들은 본 논문을 통하여 국제적으로 줄기세포 연구가 활발히 진행되고 있음에도 연구부정행위와 윤리적 문제로 말미암아 침체를 겪고 있는 오늘날 우리나라 줄기세포 연구의 상황 속에서, 초창기 줄기세포 연구에 종사했던 연구자들의 의식은 어떠하였는지를 되돌아봄으로써, 그 후에 생겼던 여러 윤리적 문제의 기원은 무엇이며 그것에 대한 효과적인 대응책은 무엇일 수 있었겠는가를 역으로 추론해 볼 기회를 가지고자 한다.

Ⅱ. 연구방법

과학기술부에서 지원하는 세포응용연구사업단에 속해 있는 연구자들을 대상으로 배아연구의 윤리적 문제에 대한 지식과 태도를 파악하기 위하여 무기명 설문조사를 실시하였다. 또한 연구자들이 대답한 윤리적 문제에 대하여 일반대중의 의견을 연구자들이 어떻게 이해하는지에 관해서도 질문하였다. 마지막으로 연구자의 인적 사항과 소속 기관, 연구종류, 연구에서의 역할 등에 관하여 질문하였다. 2003년 4월 416명의 연구자들에게 설문지를 발송하였으며 동년 8월까지 349명(83.89%)이 회신하였다. 반 이상을 응답하지 않은 1명과 나이와 성별을 적지 않은 12명을 제외한 336명의 설문지를 분석하였다. 중요한 몇 가지 질문에 대해서는 연구자들의 대답과 그들이 예상하는 일반대중의 응답을 비교하였다. 응답은 연구대상자의 특성에 따라서 비교하였으며, 몇몇 경우에는 카이제곱 검정을 수행하여 의미가 있는지를 검토하였다.

Ⅲ. 분석결과

응답자의 반수 정도가 석사학위, 28.3%가 학사학위, 23.2%가 박사학위를 소지하고 있었다. 세포응용연구사업단이 217명의 석사와 204명의 학사, 그리고 196명의 박사로 이루어졌음을 볼 때 학사 및 박사의 설문 응답이 상대적으로 적었다는 사실을 알 수 있다. 336명 중 50.9%가 여성이었고 17.3%가 임상 의사였다. 응답자의 약 1/3이 종교가 없었으며 개신교가 31.3%, 불교 16.1%, 가톨릭이 14.6%였다.

〈표 1〉 설문 참여자의 직업별, 인적 구성 (n=336)

지 표	구 분	비율(응답자수)
연 령	< 29	55.7 (187)
	30-39	32.7 (110)
	> 40	11.6 (39)
성 별	여 성	50.9 (171)
	남 성	49.1 (165)

최종학위	박 사	23.2 (78)
	석 사	48.5 (163)
	학 사	28.3 (95)
근무기관	정부 출연기관	11.0 (37)
	국립 또는 공공 연구기관	4.2 (14)
	대학 또는 대학병원	68.2 (229)
	자영 또는 산업 분야	15.2 (51)
	기 타	1.5 (5)
소속기관 지위	교수 또는 연구책임자	15.2 (51)
	박사후 과정	9.2 (31)
	기 타	75.6 (254)
임상 경험	임상의료인(clinician)이 아님	82.7 (278)
	임상의료인(clinician)임	17.3 (58)
줄기세포연구 프로젝트의 유형	인간줄기세포주의 형성 및 줄기세포은행 운영	8.9 (30)
	인간줄기세포주를 이용한 연구	28.6 (96)
	성체줄기세포를 이용한 연구	39.6 (133)
	동물줄기세포를 이용한 연구	16.1 (54)
	기 타	8.6 (29)
줄기세포연구 프로젝트에서의 업무	책임연구자 (P.I.)	8.9 (30)
	공동책임연구자(Co-P.I.)	6.8 (23)
	연구원	66.7 (224)
	연구보조원 (Research Assistant)	8.9 (30)
	기 타	6.8 (23)
종교적 배경	무 교	36.6 (123)
	개신교	31.3 (105)
	불 교	16.1 (54)
	가톨릭	14.6 (49)
	기 타	1.5(5)

* 본 표는 복수응답을 원칙으로 하였음.

연구진은 배아줄기세포 연구와 관련된 윤리·사회적 논쟁에 대해 중요한 순서대로 답변을 요청하였다. 이에 70%가 배아줄기세포의 윤리적인 문제는 인간배아줄기세포 연구 그 자체에 내재한 문제라고 응답하였다(표 2). 체세포 핵이식 방법으로 인간배아를 복제하려는 시도가 33.6%, 인간배아의 파괴가 22.6%, 그리고 인간배아를 연구 목적으로 만들 가능성이 16.9%였다. 이를 보면 2003년 당시에도 한국사회에서는 체세포복제배아 연구에 대하여 연구자들 간에 합의가 이루어지지 않고 있었음을 알 수 있다. 오직 6.8%의 응답자만이 생식목적이 인간복제의 가능성이라고 대답하여 가장 중요한 윤리적 문제는 생식목적의 복제가 아니라 소위 치료복제였음을 알 수 있다. 그러나 40% 이상의 응답자들이 생식복제를 세 번째로 중요한 윤리 문제로 지적하고 있다는 점에서 생식복제 또한 중요한 윤리적 문제 중 하나였음을 알 수 있었다. 오직 11.5%의 응답자만이 윤리 논쟁을 일반 대중의 저항 또는 무지의 탓이라고 응답하였다. 응답자의 2%만이 생식세포 및 배아의 상품화를 가장 중요한 윤리적 문제라고 생각하였지만, 40%가 생식세포 혹은 배아의 매매 및 상업화 문제를 두 번째 혹은 세 번째로 중요한 윤리적인 문제로 지적하고 있는 것을 보아서 생식세포 및 배아의 상업화를 중요한 문제로 여기고 있음을 알 수 있었다.

〈표 2〉 줄기세포연구 관련 윤리적, 사회적 논쟁이 계속되는 이유
(중요한 순으로 세 가지) (%, 응답자 수), n=336

이 유	첫 번째	두 번째	세 번째
체세포핵치환을 이용한 인간배아의 복제 가능성	33.6 (113)	11.6 (39)	0.8 (3)
인간배아줄기세포 연구를 위한 배아의 파괴	22.6 (76)	0.6 (2)	2.6 (9)
연구목적으로 사용될 배아를 형성할 가능성	16.9 (57)	31.8 (107)	8.0 (27)
줄기세포연구 기술을 활용한 인간 생식복제의 가능성	6.8 (23)	7.7 (26)	41.6 (140)

새로운 의학연구에 대한 일반대중의 반감	6.5 (22)	2.3 (8)	1.4 (2)
줄기세포연구의 목적 및 내용에 대한 일반대중의 오해	5.0 (17)	12.2 (41)	8.9 (30)
배아연구 때문에 생명의 존엄성이 파괴됨	4.1 (14)	7.7 (26)	4.1 (14)
난자와 배아를 매매하게 될 가능성	2.0 (7)	19.3 (65)	19.6 (66)
소수 과학자의 부정행위에 의한 신뢰도의 저하	0.3 (1)	5.0 (17)	8.6 (29)
기 타	0.6 (2)	0.3 (1)	1.1 (4)

인간배아줄기세포 연구의 주요 윤리문제가 연구에 사용되는 배아의 종류와 관련이 있기 때문에 연구자들에게 연구용으로 허용가능한 배아의 종류가 무엇인지를 질문하였다. 응답자의 61.1%가 불임치료 후 5년 동안 보관된 잉여배아는 윤리적으로 허용 가능하다고 응답하였다. 73.5%가 불임치료 후 부부가 연구목적으로 기증한 잉여배아라고 응답하였다. 응답자의 40%는 체외인공수정을 하고 남은 난자와 정자로부터 만들어진 배아를 연구에 사용할 수 있다고 하였으며, 22.6%만이 체세포핵이식을 통한 복제배아를 사용할 수 있다고 응답하였다.

그러나 응답자의 14.5%만이 인간의 난자를 사용한 복제배아의 사용을 완전히 허용하자는 주장을 한 반면, 63.6%는 부분적으로 제한을 두어 허용하여야 한다는 의견을 보였다. 동물의 난자를 이용한 이종간 체세포핵이식을 통한 복제배아의 사용에 대해서는 9.5%가 완전 허용, 52.0%가 제한적 허용을 해야 한다고 하였다.

〈표 3〉 인간배아줄기세포를 추출할 수 있는 허용 가능한 출처

I. 연구목적으로 허용 가능한 인간배아줄기세포의 출처는 어디라고 생각하십니까? (복수응답)		%(응답자수)
1	불임치료를 위해 보관한 지 5년이 넘는 잔여 배아	61.1 (207)
2	불임치료 이후 해당 부부에 의해 연구목적으로 기증된 배아	73.5 (247)
3	체세포핵치환 등의 복제기술을 이용해 생성된 배아	22.6 (76)
4	기증된 난자와 정자를 사용하여 IVF 기술로 형성한 배아	41.9 (141)
II. 인간의 난자를 가지고 체세포핵치환으로 형성한 배아로부터 인간줄기세포를 추출하는 것에 동의하십니까?		
1	그렇다	14.5 (49)
2	아니다	21.4 (72)
3	제한적으로만 허용	63.6 (214)
III. 귀하는 이종간 체세포핵이식(예: 소의 난자에 인간체세포 핵이식)을 통한 연구용 배아 복제에 동의하십니까?		
1	그렇다	9.5 (32)
2	아니다	37.8 (127)
3	제한적으로만 허용	52.0 (175)

연구용 배아의 사용은 보다 본질적인 문제인 생명의 시작과 인간배아의 도덕적 지위에 대한 문제와 관련이 있다.[8] 연구자들에게 배아의 도덕적 지위는 무엇이라고 생각하는지, 그리고 그에 대한 일반 대중의 태도는 어떠하다고 생각하는지를 물었다. <표 4>가 보여주듯이 연구자들의 관점과 그들이 생각하는 대중의 태도는 모든 질문에서 유의미한 차이를 나타내었다. 약 20%의 응답자들이 배아에게 사람과 같은 도덕적 지위를 부여한 반면,

8) 권복규 · 김현철, 『생명윤리와 법』, 이화여대 출판부, 2005, pp.9-21; 이인영, 「인간배아보호를 위한 법정책적 고찰」, 『형사정책연구』, 13(3), 2002; 신동일, 「배아생명보호를 위한 형법적 개입의 시기」, 『형사정책연구』, 13(3), 2002.

일반 대중이 그렇게 생각할 것이라는 응답자들은 절반 이상이었다. 응답자의 1.8%만이 배아가 도덕적 지위를 갖고 있지 않다고 대답하였으나, 일반 대중이 그렇게 생각할 것이라는 응답은 하나도 없었다. 약 70%의 응답자들이 중간적인 입장을 취하고 있음에 반해 일반 대중이 그럴 것이라는 응답은 42%에 불과했다.

직접적으로 배아를 파괴하는 인간배아줄기세포 연구에 대해서 응답자의 28.3%는 찬성한 반면 1.2%만이 일반대중이 찬성할 것이라고 생각하였다. 오직 5.7%의 응답자들이 인간배아줄기세포를 추출하는 연구에 반대한 반면, 일반 대중이 이에 반대한다고 생각한 사람은 21.6%였다. 연구목적으로 배아를 생성하는 것에 관하여 15.6%의 응답자가 찬성을 하였지만, 대중이 찬성할 것이라고 생각한 응답자는 1.5%에 불과하였다. 대중이 생식목적의 인간복제에 찬성한다고 생각하는 연구자는 없었지만 응답자의 4.2%는 생식목적의 인간복제에 찬성하였다. 인간배아줄기세포 연구에 대한 대중의 의견에 대해서는 오직 14.5%의 응답자가 이 연구에 대한 일반 대중의 태도가 긍정적이라고 응답한 반면, 37.2%는 부정적이라고 응답하였다. 한편 38.6%는 현재는 부정적이나 앞으로 긍정적이 될 것이라고 응답하였다.

〈표 4〉 줄기세포연구 관련 윤리문제에 대한
연구자의 견해와 그들이 생각하는 일반대중의 견해

n = 336

		연구자의 견해 % (응답자수)	연구자가 생각하는 대중의 견해 %(응답자수)	p-value
I. 인간의 생명은 언제 시작한다고 생각하십니까				〈.0001
1	아이가 임신부의 자궁에서 출산되는 순간	4.46 (15)	14.5(49)	

2	난자와 정자가 수정되는 순간	33.3 (112)	45.5(15.3)	
3	수정란이 자궁에 안전하게 착상되는 순간	23.5 (79)	12.2(41)	
4a	수정후 원시선이 나타난 (14일) 이후 혹은 태아의 심장이 뛰게 되는 순간	21.1 (71)	9.2(31)	
4b	수정후 원시선이 나타난 (14일) 이후	4.2 (14)	3.2(11)	
4c	태아의 심장이 뛰게 되는 순간	4.5 (15)	13.3(45)	
5	태아의 뇌신경이 활동하는 순간	6.8 (23)	1.1(4)	
6	기 타	2.0 (7)	0.6(2)	
II. 인간배아의 지위에 관한 귀하의 입장은 어떠합니까?				<.0001
1	인간배아는 수정되거나 복제된 순간부터 인간의 지위를 부여받아야 한다.	21.1 (71)	50.9 (171)	
2	인간배아는 인간의 가능태로서 존중되어야 하나 인간과 같은 지위는 아니다.	51.5 (173)	34.5 (116)	
3	인간배아는 단순히 세포덩어리이므로 특별한 도덕적 고려대상이 아니다.	1.8 (6)	0.0 (0)	
4	인간배아가 단독개체로서 발달될 수 있는 시기인, 원시선이 나타나는 수정 후 14일째부터 인간의 지위를 부여받아야 한다.	20.8 (70)	8.0 (27)	
5	기 타	4.8 (16)	3.0 (10)	
III. 배아의 파괴과정을 포함하는 인간배아 줄기세포의 추출에 동의하십니까?				<.0001
1	그렇다	28.3 (95)	1.2 (4)	
2	아니다	5.7 (19)	21.6 (72)	
3	제한적으로만 허용	66.1 (222)	77.3 (258)	
IV. 오직 연구만을 목적으로 하는 배아의 생성에 동의하십니까?				<.0001
1	그렇다	15.6 (52)	1.5 (5)	
2	아니다	18.3 (61)	31.2 (103)	

3	제한적으로만 허용	66.2 (221)	60.3 (199)	
4	기 타	0.0 (0)	7.0 (23)	
V. 인간개체복제에 대한 귀하의 입장은 무엇입니까?				〈.0001
1	허 용	4.2 (14)	0 (0)	
2	금 지	65.2 (219)	57.2 (191)	
VI. 인간배아줄기세포 연구에 대한 일반 대중의 견해는 어떠하리라 생각하십니까?				
1	현재는 부정적이나 점차 긍정적이 될 것이다.		38.6 (130)	
2	배아폐기 등 윤리적 문제가 많아서 대부분 부정적일 것이다.		37.2 (125)	
3	획기적 난치병 치료법이 발견될 수 있으므로 대부분 긍정적일 것이다.		14.5 (49)	
4	기술적인 문제라 대부분의 사람들은 찬반의 의견이 없을 것이다.		8.3 (28)	

<표5>는 태아조직을 이용한 연구에 대한 응답자들의 태도를 보여준다. 절반 이상의 응답자(51.1%)가 엄격한 규정이 있다는 단서를 붙여 자연유산, 임신중절, 사산, 자궁외 임신 등 그 기원에 상관이 없이 모든 종류의 태아조직으로부터 연구를 허용해야 한다고 응답하였다. 오직 6.5%만이 줄기세포 연구를 위해 태아조직을 사용하는 것에 반대하였다. 그러나 연구를 위하여 자신의 태아조직을 기증할 의향이 있느냐는 질문에는 45.2%가 부정적으로 대답하였고 그렇게 하겠다는 응답자는 22.3%에 불과하였다.

〈표 5〉 태아조직 연구

n = 336

Ⅰ. 태아 조직을 이용하여 줄기세포연구를 하는 경우, 태아조직 및 세포는 유도된 임신중절, 자연유산, 사산, 자궁외 임신을 통해서 얻을 수 있습니다. 태아조직을 이용한 이러한 연구에 대해 어떻게 생각합니까?	%, (응답자수)

1	모두 허용할 수 있지만 반드시 엄격한 규정을 지켜야 한다.	51.1 (172)
2	유도된 임신중절에 대해서는 금지해야 하나 자연유산으로 인한 태아조직의 연구는 허용한다.	39.8 (134)
3	절대 해서는 안된다	6.5 (22)
4	자유롭게 활용할 수 있다.	1.4 (5)
Ⅱ. 만약 귀하께서 원하지 않은 아이를 임신하여 법에서 허용하는 인공임신중절을 하기로 결정하셨다면 그 태아조직을 타인에게 제공할 의향이 있으십니까?		
1	어떠한 형태로든 제공하지 않겠다.	45.2 (152)
2	모르겠다.	27.0 (91)
3	무상으로 제공하겠다.	22.3 (75)
4	유상으로 제공하겠다.	5.0 (17)

충분한 정보에 근거한 동의는 다른 임상연구와 마찬가지로 줄기세포 연구에 있어서도 중요하다. 대부분의 응답자(83%)가 충분한 정보에 근거한 동의를 받는 것이 필수적이라고 대답하였다. 만약 기증자의 동의를 받지 못하는 경우에는 56%의 응답자들이 예정대로 배아를 폐기하겠다고 하였으나, 35.7%의 응답자들은 연구목적으로 사용하겠다고 하였다. 인간배아줄기세포 연구에 관련하여 특별한 동의 없이 일반적인 연구에 관한 동의만 받았을 경우에 41%의 응답자들이 그 배아를 줄기세포 연구에 사용하겠다고 대답하였으나 46%는 사용하지 않겠다고 하였다. 65%의 연구자는 배아가 인간배아줄기세포를 수립하는 데 사용될 것이라는 분명한 정보를 동의내용에 포함해야 한다고 응답한 반면, 35%는 그렇게 자세하지 않은 동의도 무방하다고 응답하였다.

〈표 6〉 줄기세포 연구에 관련한 '충분한 설명에 근거한 동의'에 대한 지식 및 태도

n=336

I. 귀하께서는 줄기세포 연구를 위해 배아 및 생식세포 공여자(donor)로부터의 동의가 어느 정도 필요하다고 보십니까?		%(응답자수)
1	반드시 필요하다.	83.0 (279)
2	동의를 받는 것이 바람직하나 불가피할 경우 받지 않아도 무방하다.	14.5 (19)
3	필요 없다.	0.8 (3)
II. 폐기 예정인 배아의 제공자를 찾을 수 없는 경우, 이 배아를 어떻게 해야 한다고 생각하십니까?		
1	서면동의를 받을 수 없으므로 연구하지 말고 폐기하여야 한다.	55.9 (188)
2	어차피 폐기 예정인 배아이므로 인류 복지를 위해 연구에 사용하여야 한다.	35.7 (120)
3	잘 모르겠다.	8.3 (28)
III. 부부가 냉동 보관된 배아에 대하여 이후 연구에 쓰일 수 있다고 동의했으나, 특정하게 "배아줄기세포연구"에는 구체적으로 동의하지 않았을 경우, 이 배아는 줄기세포 연구에 사용될 수 있다고 생각하십니까?		
1	그렇다.	41.3 (139)
2	아니다.	46.1 (155)
3	잘 모르겠다.	12.2 (41)
IV. 동의서의 내용은 다음 중 어떠한 범주에 해당되어야 합니까?		
1	"줄기세포 연구"에 해당되는 구체적인 내용	65.2 (219)
2	"연구"에 사용될 수 있다는 일반적인 언급	22.3(75)
3	배아가 폐기된다는 "배아 연구" 일반에 대한 내용	9.8 (33)
4	기 타	1.2(4)
V. 동의서를 받는 시점은 언제가 좋다고 생각하십니까?		
1	V1.2 (4) 임신중절시술(태아조직)이나 불임시술(난자 등의 생식세포 또는 배아) 이전	58.6(197)
2	임신중절시술이나 불임시술 이후	20.2(68)
3	시점은 중요하지 않음	19.0 (64)

4	기 타	1.2 (4)
VI. 누가 공여자로부터 동의를 받아야 한다고 생각하십니까?		
1	임신중절시술(태아조직)이나 불임시술(난자 등의 생식세포 또는 배아) 시술자	58.6 (197)
2	배아 관련 연구를 하는 실제 연구자	31.8 (107)
3	아무나 상관없다	6.8 (23)
4	기 타	6.8 (23)
5	잘 모르겠다.	2.3 (8)
VII. 난자, 조직, 배아 및 태아조직 제공자에게 금전적, 또는 이와 유사한 보상을 하는 데 대한 귀하의 의견은 무엇입니까?		
1	기본적으로 반대하나 최소한의 필요경비는 지급할 수 있다.	51.1 (172)
2	반대한다.	31.5 (106)
3	찬성한다.	14.8(50)
4	기 타	0.3 (1)

연구자들의 연구윤리에 관한 일반적인 태도는 <표 7>에 요약되어 있다. 약 60%의 응답자들은 우리나라의 줄기세포 연구자들이 줄기세포연구 윤리지침을 어느 정도 준수한다고 하였다. 47.9%가 구체적 위험이 예기될 경우 윤리적 개입이 필요하며, 29.4%는 오늘날의 과학연구는 윤리적 관점에서 지속적으로 검토되어야 한다고 응답하였다. 윤리직 개입의 방법에 대해서는 63.3%의 응답자들이 해당 분야 외부에서 윤리지침 등을 제정하고, 해당 분야 학자들은 이에 협력하는 방법을 꼽았다.

〈표 7〉 연구윤리 일반에 대한 견해

n=336

I. 우리나라 배아 및 복제 관련 생명과학자들이 윤리지침을 준수하여 연구를 수행한다고 보십니까?		%(응답자수)
1	어느 정도 그렇다.	46.7 (157)

2	잘 모르겠다.	25.0 (84)
3	아니다	15.7 (53)
4	그렇다	12.5 (42)
II. 귀하께서는 과학 연구에 윤리적인 고려가 개입되는 것이 옳다고 생각하십니까?		
1	탐구의 결과 혹은 그 산업적 응용이 인간과 사회에 대한 직접적인 영향, 특히 어떤 구체적인 위험을 동반할 수 있다고 예견되는 경우에 한해서 연구에도 개입이 필요하다.	47.9 (161)
2	자연과학이나 공학을 막론하고 오늘날의 과학 연구는 윤리적 관점으로부터 지속적으로 검토되어야 하며 경우에 따라 엄격하게 통제될 필요가 있다.	29.4 (99)
3	과학 연구는 윤리적 고려의 개입으로부터 자유로워야 하는 반면 연구결과를 산업적으로 응용할 때는 윤리적 관점의 개입이 필요하다.	18.7 (63)
4	과학 연구에는 탐구의 목표 이외에 어떤 다른 고려도 개입하지 않는 것이 옳다.	3.2 (11)
III. 만일 과학 연구에 윤리적 관점이 개입될 필요가 있다고 느끼실 경우, 그 개입은 어떤 방식으로 이루어지는 것이 적절하다고 보십니까?		
1	해당 분야의 외부에서 윤리지침 같은 것을 제정하고 해당 분야 전문가들은 여기에 필요한 정보를 제공하며 협력하는 방식	63.3 (213)
2	해당 분야 전문가 집단이 자체적으로 윤리적 문제에 대한 논의 장치를 구축	31.2 (105)
3	연구 당사자 개인이 알아서 판단	3.9 (8)
4	기 타	3.0 (10)
IV. "과학 활동이 전문성의 틀에 안주해서는 안 되며, 과학의 오용가능성을 경계해야 하고, 과학은 사회와 함께 가야 한다"는 내용에 대한 귀하의 의견은 무엇입니까?		
1	전적으로 동의한다.	61.9 (208)
2	부분적으로 동의한다.	33.6 (113)
3	전적으로 동의하지 않는다.	2.9 (10)

줄기세포 연구윤리 진작을 위하여 해야 할 일들을 중요한

순서대로 세 가지 선택해 달라고 요청한 결과(표 8), 응답자의 30.6%가 연구자에 대한 윤리교육을 첫 번째로 꼽았고, 27.6%는 생명윤리에 관한 법률 제정을 들었다. 국가생명윤리위원회의 확립(21.4%)이라는 응답을 합하면 절반 가까운 응답자들이 국가의 적극적인 조처를 희망하고 있음을 알 수 있다. 일반인에 대한 홍보 및 교육도 16.3%를 차지하였다. 응답자의 48%가 국가 규모의 연구윤리에 관한 조처를 요청했는데 예를 들어 생명윤리법 제정, 국가생명윤리위원회의 설립 등을 요청하였다. 8.6%만이 IRB를 설치하고 운영하는 것을 가장 중요한 임무로 꼽았다. 그러나 순서에 관계없이 응답자수를 합산하면 218명이 생명윤리에 관한 법률 제정을 들어 연구자들에 대한 윤리교육을 선택한 190명보다 더 많았다.

〈표 8〉 줄기세포 연구윤리 진작(振作)을 위해 해야 할 일

해야 할 일	첫 번째 %(응답자수)	두 번째 %(응답자수)	세 번째 %(응답자수)	총 계 (응답자수)
연구자들에 대한 윤리 교육	30.6 (103)	10.4 (35)	15.4(52)	190
생명윤리에 관한 법률 제정	27.6 (93)	24.4 (82)	12.8 (43)	218
국가생명윤리위원회의 확립	21.4 (72)	16.0 (54)	15.4 (52)	178
일반인들에 대한 홍보 및 교육	16.3 (55)	14.2 (48)	9.2 (31)	134
사업단의 내부 지침 확립	10.4 (35)	11.9 (40)	23.5 (79)	154
각 기관 내 IRB 설치 및 활성화	8.6 (29)	15.1 (51)	13.1 (44)	124

응답자들의 반응을 여러 변인별로 분석한 결과 특히 응답자의 종교적 배경과 성별에 따라 유의한 차이가 있음이 나타났다(표

9, 표 10). 특히 개신교를 믿는 응답자들은 다른 종교를 믿는 응답자들보다도 윤리적으로 엄격한 태도를 보였는데 예컨대 생명이 수정된 순간부터 시작된다고 하는 응답이 개신교는 42%로 가톨릭의 30.6%, 불교의 25.9%, 무종교의 30.7%보다 유의하게 높았다. 줄기세포의 파괴를 통한 인간배아줄기세포 추출에 대해서도 개신교를 믿는 응답자들은 13.3%가 반대하여 가톨릭의 6.1%, 무종교의 1.6%보다 반대 비율이 높았다. 불교 신자 중에 이를 반대하는 사람은 없었다. 개신교 연구자들은 또한 생식목적의 인간복제에 대해서도 80%가 반대를 하여 가장 높은 반대율을 보였다.

〈표 9〉 연구자의 종교적 배경과 연구윤리에 대한 견해 차이

질문과 답		무교 %(응답자수)	개신교 %(응답자수)	불교 %(응답자수)	가톨릭 %(응답자수)	기타 %(응답자수)
인간의 생명은 언제 시작된다고 생각하십니까? (p=0.0015)	자궁으로부터 출산된 이후	8.1 (10)	0.0 (0)	5.6 (3)	2.0 (1)	20.0 (1)
	난자와 정자가 수정되는 순간	31.7 (39)	41.9 (44)	25.9 (14)	30.6 (15)	0 (0)
	수정란이 자궁에 안전하게 착상되는 순간	24.4 (30)	29.5 (31)	13.0 (7)	20.4 (10)	20.0 (1)
	수정후 14일 이후 혹은 태아의 심장이 뛰게 되는 순간	22.0 (27)	14.3 (15)	35.2 (19)	20.4 (10)	0 (0)
	수정후 원시선이 나타난 (14일) 이후	3.6 (4)	4.8 (5)	1.9 (1)	6.1 (3)	20.0 (1)
	태아의 심장이 뛰게 되는 순간	3.6 (4)	1.9 (2)	11.1 (6)	6.1 (3)	0.0 (0)
	태아의 뇌신경이 활동하는 순간	7. 3 (9)	7.6 (8)	7.7 (54)	14.3 (7)	40.0 (2)
	총 계	100.0 (123)	100.0 (105)	100.0 (54)	100.0 (49)	100.0 (5)

배아의 파괴를 포함하는 인간배아 줄기세포의 추출에 찬성하십니까? (p=0.0047)	그렇다.	27.6 (34)	21.9 (23)	37.0 (20)	32.7 (16)	40.0 (2)
	아니다.	1.6 (2)	13.3(14)	0.0 (0)	6.1 (3)	0.0 (0)
	제한적으로만 허용	70.7 (87)	64.8 (68)	62.7 (34)	61.2 (30)	60.0 (3)
	총 계	100.0 (123)	100.0 (105)	100.0 (54)	100.0 (49)	100.0 (5)
인간개체 복제에 대해 찬성하십니까? (p=0.0331)	그렇다	3.3 (4)	3.8 (4)	1.6 (1)	8.2 (4)	20.0 (1)
	아니다	56.9 (70)	76.2 (80)	66.7 (36)	61.2 (30)	60.0 (3)
	제한적으로만 찬성	39.8 (49)	20.0 (21)	31.5 (17)	30.6 (15)	20.0 (1)
	총 계	100.0 (123)	100.0 (105)	100.0 (54)	100.0 (49)	100.0 (5)

응답자들의 성별에 따라서도 유의미한 차이가 나타났다. 연구목적의 배아생성에 대해서 남성은 23.2%가 찬성하였지만 여성은 이 비율이 8.3%에 불과하였다. 체세포복제배아를 활용한 줄기세포 연구에 대해서도 여성은 8.2%가 찬성한 반면 남성은 21.3%가 찬성하였다. 충분한 정보에 근거한 동의에 대해서도 여성은 89.9%가 반드시 필요하다고 응답하여 남성(78.4%)보다 더 높았다.

〈표 10〉 연구자의 성별과 연구윤리에 대한 견해 차이

질문	답	여성 %(응답자수)	남성 %(응답자수)
연구목적으로 배아를 생성하는 데 동의하십니까? (p=0.0003)	그렇다	8.3 (14)	23.2 (38)
	아니다	22.9 (39)	13.4 (22)
	제한적으로 동의	68.8 (117)	63.4 (104)
	총 계	100.0(170)	100.0(164)

<table>
<tr><td rowspan="4">체세포복제배아로부터 줄기세포를 추출하는 것에 동의하십니까? (p=0.0019)</td><td>그렇다</td><td>8.2 (14)</td><td>21.3 (35)</td></tr>
<tr><td>아니다</td><td>25.2 (43)</td><td>17.7 (29)</td></tr>
<tr><td>제한적으로만 허용</td><td>66.7 (114)</td><td>61.0 (100)</td></tr>
<tr><td>총계</td><td>100.0(170)</td><td>100.0 (164)</td></tr>
<tr><td rowspan="4">줄기세포연구를 위해 공여자(donor)로부터의 동의가 필요하다고 보십니까? (p=0.0156)</td><td>반드시 필요하다.</td><td>89.9 (152)</td><td>78.4 (127)</td></tr>
<tr><td>동의를 받는 것이 바람직하나 불가피할 경우 받지 않아도 무방하다.</td><td>9.5 (16)</td><td>20.4 (33)</td></tr>
<tr><td>필요 없다.</td><td>0.6 (1)</td><td>1.2 (2)</td></tr>
<tr><td>총계</td><td>100.0 (170)</td><td>100.0 (164)</td></tr>
</table>

Ⅳ. 고　　찰

이 설문에 응답한 연구자들은 인간배아줄기세포 연구의 윤리적인 문제가 대부분 연구 특성상 내재적으로 고유한 문제라고 인식하였다.[9] 연구를 위하여 배아를 파괴하는 것, 인간복제의 가능성, 배아를 생성할 때 배아가 수단화되는 문제 등이 그것이다. 각국은 이러한 윤리적인 문제에 대하여 각기 다양한 방법으로 접근을 하고 있다. 본 연구가 진행되었던 2003년 당시에는 생명윤리법이 다각적으로서 논의되고 있는 중이었으나 2005년 1월 1일 생명윤리법이 시행된 이후 한국정부는 체세포복제배아 연구를 포함한 배아줄기세포 연구를 제한적으로 허용하는 정책을 채택하였다.

이 설문에서 대다수의 응답자들은 국가 차원에서 생명윤리

9) 배아의 지위와 줄기세포 연구윤리의 관계에 대해서는 김옥주, 「줄기세포 연구의 윤리」『대한의사협회지』 48, 2005, pp.3-7.

법의 제정, 혹은 국가생명윤리위원회의 활동을 통한 연구윤리의 확립을 제안하였다. 생명윤리법이 시행된 지 1년여가 흐른 이 시점에서 돌이켜 볼 때, 법률의 시행 혹은 국가생명윤리위원회의 활동이 줄기세포연구에 수반되는 생명윤리 또는 연구윤리 문제를 적절하게 해결해 주지 못했음은 이들 만으로 이러한 윤리문제가 해결되지 않음을 보여준다.[10)]

응답자들 자신의 생각과 그들이 생각하는 대중의 인식과의 현격한 차이는 두 집단 간에 배아연구의 윤리문제에 대한 인식이 큰 차이가 있음을 시사한다. 본 연구에서는 일반대중의 의견을 직접 묻지 않았기 때문에 일반대중의 인식 자체를 알 수 없는 한계를 지닌다. 하지만 2003년 4월 본 연구와 같은 시기에 수행되었던 이인영의 "일반국민 및 생명과학자의 생명윤리에 관한 인식도 조사"에서 추론해 볼 때 연구자들과 일반 국민들 사이의 인식차이가 있을 것이라는 연구결과는 설득력을 지닌다.[11)] 그럼에도 불구하고 본 연구는 2003년 당시 응답자들이 줄기세포 연구나 인간배아 연구에 대한 대중의 인식이 부정적이라고 인식했음을 보여준다. 그 배경으로는 인간생명의 시작 그리고 배아의 도덕적 지위에 관한 줄기세포 연구자와 대중간의 의견차, 혹은 인간배아줄기세포 연구에 관한 과학적 성격에 대한 대중의 이해부족(이라는 연구자들의 선입견) 등을 들 수 있을 것이다.[12)] 실제

10) 박은정 외, 『줄기세포연구의 윤리와 법정책』, 이화여자대학교 출판부, 2004; 권복규 · 김현철, 『생명윤리와 법』, 이화여자대학교 출판부, 2005; 황상익, 「인간배아연구의 윤리: 인간 줄기세포연구를 중심으로」, 『형사정책연구』, 13(3), 2002 등 참조.

11) 이인영의 연구에서는 "수정란부터 인간 생명이 시작된다"는 견해에 관하여 일반 국민의 83.9%가 동의한 반면 생명과학자의 50.3%만이 이에 동의하여 양 집단 간의 차이를 나타내었다. 이인영, 『생명인권보호를 위한 법정책』, 삼우사, 2004, pp.189-251 참조.

로 일반대중이 이 문제를 어떻게 인식하는지, 그리고 일반대중과 과학자 사이에 의사소통을 원활하게 하는 방법은 무엇인지에 대해서는 앞으로 연구가 더 필요할 것이다.

태아 연구에 관한 결과는 우리나라가 서구 국가들처럼 태아 조직을 연구에 사용하는 것에 대하여 그렇게 엄격하지 않음을 보여준다. 한국에는 몇몇 강력한 낙태반대 그룹이 있으나 이들이 다른 기독교 국가에서처럼 낙태, 배아 및 태아에 관련된 윤리문제에 대해서 사회적으로 반향과 공감대를 불러일으키는 데에 크게 성공한 것 같지는 않다. 흥미로운 것은 연구자들이 태아조직의 사용에 관해서 이중 잣대를 가지고 있다는 점이다. 대부분 연구자들은 태아조직의 연구목적 사용에 대하여 동의를 하고 있지만 오직 30%만이 자신의 태아 조직을 기증할 의사가 있다고 대답했던 것이다.

충분한 정보에 근거한 동의는 다른 연구에서와 마찬가지로 중요하다. 특히 인간배아줄기세포 연구는 배아를 불가피하게 파괴하기 때문에 배아 입장에서는 어떤 이득도 없이 해만 입을 뿐이다. 대부분의 응답자들은 연구를 위하여 동의를 받는 것이 필수적임을 알고 있었다. 만약 동의를 받는 것이 불가능하다면 배아를 예정대로 폐기하겠다는 응답자가 다수였으나, 1/3은 연구를 위해 동의 없이도 배아를 사용하겠다고 응답하였다. 실제로 동의를 얻기가 힘든 현실 속에서 혹자는 배아를 폐기하는 것과 배아를 연구에 사용하기 위해서 파괴하는 것 사이에 어떤 도덕적 차이도 없다고 주장한다.[13] 즉 배아를 폐기하는 것과 배아를 연구

12) 정현미, 「배아의 생명권과 착상전 유전자 진단」, 『비교형사법연구』, 5(2), 2003; 구인회, 「우리는 왜 초기 인간생명을 보호해야 하는가?」, 『생명윤리』 12(2), 2005.

에 사용하기 위해서 파괴하는 것 사이에서 후자가 특별히 더 비윤리적이라고 쉽게 말할 수가 없다는 것이다. 이 문제에 대해서는 다른 논문에서 더욱 정치한 논의가 필요하다. 어떻든 여기서 매우 중요한 요소는 IRB나 기타 심의 체계가 이 모든 과정을 심의하고 감독하느냐 하는 문제이다. 연구는 IRB와 같은 안전장치를 통해서 이루어져야만 투명성과 공공의 신뢰를 확보할 수 있다.

이 설문조사에서 가장 문제가 되는 것은 동의에 관한 내용이었다. 언제, 누가, 난자 혹은 배아제공자로부터 동의를 받는가에 관한 질문에 대하여 절반 이상이 난자 및 배아제공의 경우는 불임처치 이전에, 태아조직의 경우는 임신중절 전에 동의를 받아야 된다고 응답했고, 동의를 받는 사람은 불임처치나 임신중절을 시술하는 의사여야 한다고 대답하였다. 오직 20%만이 동의는 불임처치 이후 혹은 임신중절 이후에 받아야 한다고 하였으며, 32%만이 연구자 본인이 동의서를 받아야 한다고 하였다.

미국 학술원의 줄기세포에 관한 지침[14]에 의하면 이해상충

---

13) 김일수, 「인간복제의 윤리적 · 법적 문제」, 『법조』, 514, 1999; 진교훈, 「생명복제에 대한 윤리적 · 사회적 고찰」, 생명복제기술합의회의, 1999; 박은정, 「생명 · 과학 · 정의」, 김옥길 기념강좌, 이화여자대학교, 2001; 홍석영, 「인간배아의 인격지위에 관한 고찰」, 『생명윤리』, 3(2), 2002; 한스 루드비히 슈라이버, 「독일에 있어서 연구와 치료를 위한 줄기세포의 활용」, 전문가 초청 세미나: 세포응용연구의 윤리, 생명윤리법정책연구소, 이화여자대학교, 2003.11.21. 황경식 외(옮김) T. A. Shannon & J. J. Digiacomo, 『생의 윤리학이란?』, 서광사, 1988; 이한음(옮김) 스티븐 제이 굴드 외(저), 『클론 and 클론』, 그린비, 1999 등 참조.

14) USA, National Academy of Sciences, Institute of Medicine, *Guidelines for Human Embryonic Stem Cell Research*, 2005; 일본의 배아줄기세포 연구에 관한 지침도 배아생성기관과 배아줄기세포수립기관과의 이해갈등 관계 관리를 중요하게 고려하고 있음을 알 수 있다. Japan, The Minister of Education, Culture, Sports, Science and Technology. *Guidelines for*

관계(conflict of interest)와 불임처치 시술자의 부적절한 압력을 피하기 위하여 동의는 불임처치 이후에만 받도록 되어있고, 태아의 조직과 같은 경우는 임신중절 이후에만 받도록 되어 있다. 그리고 이는 인공수태 시술자가 아닌 연구자가 받을 것을 권고하고 있다. 본 연구 결과에서 우리나라 연구자들은 불임시술 의사가 환자에 대하여 부당한 압력을 미칠 가능성, 그리고 불임시술의사가 연구자일 때 갖게 될 이해상충 관계에 대한 인식이 부족한 것으로 볼 수 있다. 이 부분에 대해서 이해상충 관계와 적절한 동의 과정에 관한 교육, 그리고 제공자의 인권과 자율성 존중에 관한 교육이 필요함을 알 수 있다.

여러 변인들을 가지고 카이제곱 검증을 수행한 결과는 응답자의 종교적 배경과 성별에서 차이점을 보여주었다. 종교적인 배경에 따른 관점의 차이는 우리나라뿐 아니라 다른 나라에서도 보고된 바 있다.[15] 줄기세포 연구자들은 종교적 배경에 따라 줄기세포 관련 윤리문제를 상당히 다르게 보고 있었으며, 특히 개신교 신자들은 상당히 보수적인 관점을 보였다. 이는 한국의 개신교가 역사적으로 사회적 또는 생물학적 주제들에 대해 서구의 교회에 비해 상당히 보수적인 입장을 고수해 왔기 때문으로 생각된다. 이 주제에 대해서는 좀더 상세한 연구가 수행되어야 될

Derivation and Utilization of Human Embryonic Stem (ES) Cells. 2001, 〈http://www.mext.go.jp/english/shinkou/index.htm〉.

15) 종교적 신념에 따른 배아연구에 관한 견해의 차이에 관한 미국측 연구보고서는 USA, National Bioethics Advisory Commission, *Ethical Issues in Human Stem Cell Research*, Rockville, Maryland, Vol 3, 1999를 참조할 것. 본 논문과 유사한 시기에 이루어진 유럽연합의 설문조사에 의하면 종교에 따른 생명의 시작에 관한 견해의 차이가 분명히 존재하지만 국가마다 다르게 나타남을 보여주고 있다. D. Solter et al., *Embryo Research in Pluralistic Europe*, Springer, 2003, pp183~186.

것이다.

성별 차이에 있어서도 일반적으로 여성 연구자가 연구목적의 배아생성에 대해서 남성보다는 더 많이 반대하는 입장을 보였다. 또한 남성과 비교하여 체세포복제배아 연구에 대해서도 반대하는 입장이 더 많았다. 또한 여성에서 난자 등의 생식세포와 배아의 공여자로부터 반드시 동의를 받아야 한다고 하는 응답이 더 많았다.

연구자들의 연구윤리에 관한 일반적 인식은 고무적이었다. 응답자의 다수는 해당 연구 분야의 외부에서 연구지침이 만들어져야 한다고 생각하고 있었으며, 다른 분야와의 학제간 연구를 통해서 연구윤리를 확립하여야 한다고 보았다. 응답자들은 과학연구가 윤리적인 문제를 고려하여야 한다고 생각하였으며 이는 학제간 접근을 통해 가능하다는 생각을 하고 있었다.

Ⅴ. 결　　어

이 연구는 2003년에 수행된 것으로 2005년 생명윤리법이 시행되기 전에 줄기세포 연구자들이 윤리적 문제에 대해 어떠한 생각을 가지고 있었는지를 보여준다. 돌이켜보면 지난 3년간 황우석으로 대표되는 소수 줄기세포 연구자들이 생명윤리와 연구윤리를 무분별하게 위반하여 우리 사회는 많은 혼란을 겪었으며, 생명과학계 전체가 국제적 신뢰를 상실하는 등의 큰 손실을 경험하였다. 첨단생명과학 기술의 윤리적 문제에 대한 합의와 적절한 안전장치 없이 일방적으로 과학 기술을 진흥하려고 할 때 얼마나 위험한 결과를 가져올 수 있는지를 총체적으로 뼈아프게 경험한 것이다. 그러나 본 연구는 줄기세포 연구 초기에 대다수의 과학자들이 윤리적 고려에 의해서 과학연구가 검토되고 중재되어야 한다는 생각과 함께, 과학적 성취는 사회에 대한 책임과 인간의 존엄성의 존중 위에서 이루어져야 한다는 공통된 의식이 있었음을 보여준다. 이는 과학계뿐 아니라 우리 사회가 앞으로 살려 나아가야 할 방향일 것이다.

줄기세포 연구윤리의 어제와 오늘

펴낸날 / 2007년 6월 25일 초판 인쇄
2007년 6월 30일 초판 발행
저 자 / 박은정 외
펴낸이 / 이 방 원
펴낸곳 / 세창출판사
서울특별시 서대문구 냉천동 182 냉천빌딩 4층
전화 · 723-8660(代) 팩스 · 720-4579
e-mail / sc1992@empal.com
homepage / www.sechangpub.co.kr
신고번호 / 제300 -1990 -63호

정가 19,000 원

* 잘못 만들어진 책은 바꾸어 드립니다.

ISBN 978-89-8411-211-7 93360